目次

教科書ぴったりトレーニング
全教科書版 保健体育

成績アップのための学習メソッド ▶ 表紙裏

学習内容

※原則，ぴたトレ1は偶数，ぴたトレ2は奇数ページになります（体育実技編は除く）。

※本書は，株式会社学研教育みらい発行の「中学保健体育」を参考に編集しております。

解答集 ▶ 別 冊…ていねいにはずしてご利用ください。

ぴたトレ
1
要点チェック

スポーツの始まりと発展／スポーツへの多様な関わり方

時間 10分　解答 p.1

(　)にあてはまる語句を下から選び，記号で答えよう。

1 運動やスポーツの必要性と楽しさ，捉え方の変化 ▶▶1

□(1) 人間は，大昔から楽しさを求めて体を動かし，文明が発達すると運動は①(　　　)として行われるようになった。

□(2) 運動やスポーツは，②(　　　)や③(　　　)に応じて工夫され，発展してきた。

□(3) スポーツには，④(　　　)を楽しむスポーツ，記録への⑤(　　　)や達成を楽しむスポーツ，人との⑥(　　　)を楽しむスポーツ，健康を⑦(　　　)するためのスポーツなどがある。

□(4) スポーツの語源は，気晴らしや楽しみ，⑧(　　　)などを表す言葉である。

□(5) スポーツ基本法では，すべての人が生涯にわたってスポーツに親しむことは基本的な⑨(　　　)であると定めている。

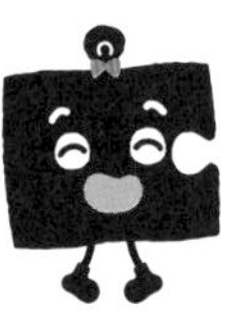

㋐必要性　㋑挑戦　㋒競技　㋓遊び　㋔保持増進(維持)
㋕競争　㋖交流(交わり)　㋗権利　㋘楽しさ　㋙義務

2 運動やスポーツへの多様な関わり方

□(1) 運動やスポーツへの関わり方はさまざまだが，まず，自分が直接①(　　　)ことが挙げられる。興味・関心や体力，年齢などを考えて競技を選べば，生涯にわたりスポーツを②(　　　)ことができる。

□(2) 実際に競技場に行く，あるいはテレビなどのメディアを通じてスポーツを③(　　　)ことも関わり方の１つで，選手の素晴らしいプレイや熱戦を楽しみ，会場の雰囲気や④(　　　)を味わうこともできる。

□(3) スポーツは，多くの人が関わってその競技を⑤(　　　)ことで成立している。⑥(　　　)のスポーツクラブでは，コーチやマネージャーなどが活動を支援しているほか，スポーツ大会の開催では選手の補助や観客の誘導，会場の⑦(　　　)などを行う人が必要。

□(4) スポーツには行う，見る，支えることのほかに，歴史や記録，⑧(　　　)を新聞やインターネットで⑨(　　　)という関わり方もある。

㋐見る(観戦する)　㋑支える(支援する)　㋒情報　㋓楽しむ　㋔知る(調べる)
㋕行う(する)　㋖整備(設営)　㋗一体感　㋘地域　㋙達成感

要点
●スポーツは楽しさや必要性を求めて発展してきた。
●スポーツには多様な関わり方があり，それぞれの楽しさや意義がある。

スポーツの始まりと発展／スポーツへの多様な関わり方

時間 15分　解答 p.1

1 スポーツの楽しさや必要性を表した図があります。 ▶▶1

□ (　　)にあてはまるものを下の㋐～㋖から選びなさい。

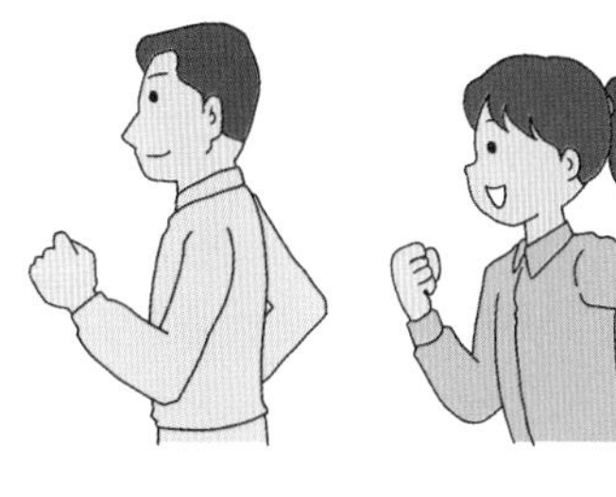

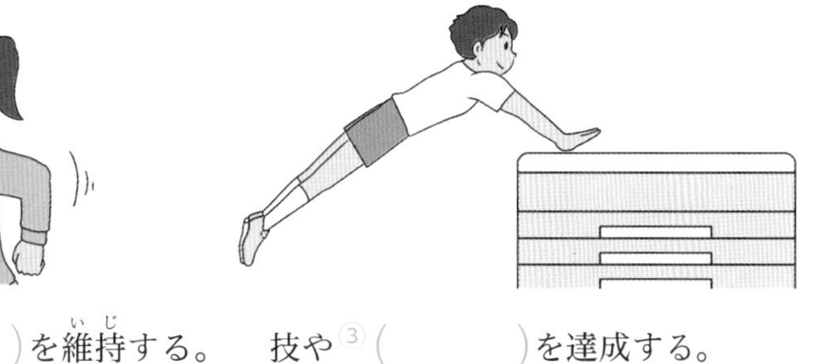

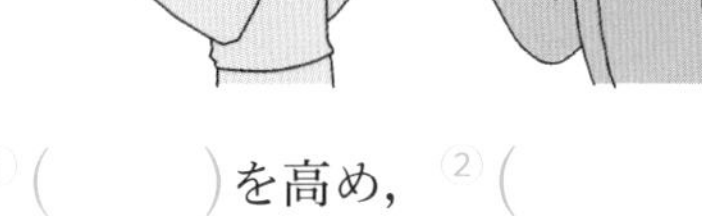

①(　　　)を高め，②(　　　)を維持(いじ)する。　技や③(　　　)を達成する。

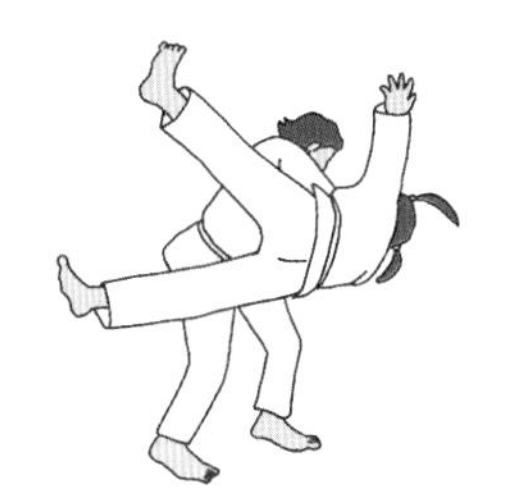

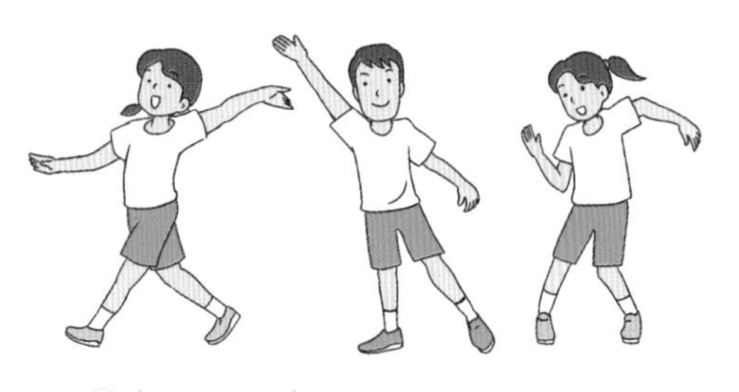

相手に挑戦(ちょうせん)し，④(　　　)する。　⑤(　　　)したり，交流したりする。

㋐自然　㋑健康　㋒体力　㋓記録　㋔表現　㋕競争　㋖遊び

2 次の各文はスポーツへの多様な関わり方を表しています。 ▶▶2

□ それぞれにあてはまるスポーツへの関わり方を下の㋐～㋓から選びなさい。

①地域のスポーツクラブに入ってスポーツを楽しむ。
　→スポーツを(　　　)

②地域のスポーツクラブでボランティアとして，選手の補助を行う。
　→スポーツを(　　　)

③新聞でスポーツの歴史や結果を調べる。
　→スポーツを(　　　)

④テレビやインターネットでスポーツを観戦する。
　→スポーツを(　　　)

㋐行うこと　㋑見ること　㋒支えること　㋓知ること

関わり方それぞれに，楽しさや意義があるよ。

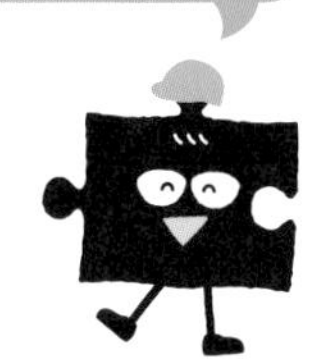

ミスに注意　2 スポーツクラブに入って，何をするかで関わり方も異なる。

ぴたトレ 1 要点チェック

スポーツの多様な楽しみ方

時間 10分　解答 p.1

（　）にあてはまる語句を下から選び，記号で答えよう。

1 運動やスポーツを楽しく行う

▶▶1

□(1) 生涯(しょうがい)にわたって運動やスポーツを楽しむには，①（　　　）や②（　　　）を見つけたり，工夫(くふう)したりすることが大切。

□(2) 健康を③（　　　）するなどの必要性に応(おう)じた運動がある。

□(3) 競争や試合などでは，ルールやマナーを守り④（　　　）に競(きそ)い，場合によってはルールを工夫するなどして楽しむ。

□(4) 仲間と交流したり，感情を表現したりするときには，それぞれの違(ちが)いや良いところを見つけ，グループが一体になるなどして，仲間と⑤（　　　）して楽しむ。

㋐多様な楽しみ方　㋑フェア（公正）　㋒協働
㋓自分に合った運動　㋔維持(いじ)（保持増進）　㋕孤立(こりつ)

2 豊かなスポーツライフ実現のために

▶▶2

□(1) 子どもから大人，高齢(こうれい)になっても，そのときどきの①（　　　）によって，スポーツの楽しみ方はさまざまに工夫できる。

□(2) 目的や年齢(ねんれい)，性別などの違いを超(こ)えたスポーツの楽しみ方を見つけたり，工夫したりすることで，生涯にわたる豊かな②（　　　）が実現できる。

□(3) 日常的にスポーツを行うには，自らが③（　　　）に取り組むことが大切。さらに，一緒(いっしょ)に活動する④（　　　）や，生活圏内に活動しやすい⑤（　　　），活動できる⑥（　　　）を持つことでスポーツを継続(けいぞく)して行いやすくなる。

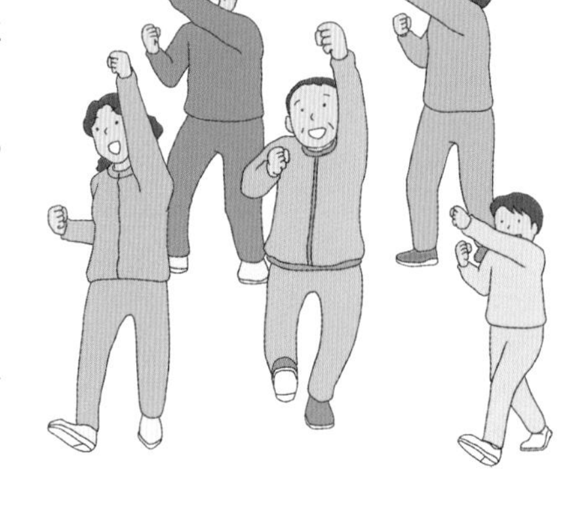

㋐意欲的（積極的）　㋑ライフステージ（年齢段階）　㋒仲間　㋓時間
㋔空間（場所）　㋕スポーツライフ　㋖無気力

大人や子どもとのスポーツや遊びをした経験から，さまざまな工夫を振(ふ)り返ってみよう。

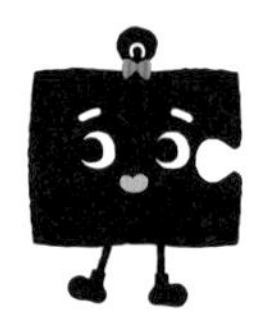

要点　運動やスポーツにはさまざまな楽しみ方や楽しむための工夫がある。生涯にわたってスポーツを楽しむには，「仲間」「空間（場所）」「時間」の3つの要素を整えることが大切。

スポーツの多様な楽しみ方

時間 15分　解答 p.1

1 スポーツの多様な楽しみ方を表した表があります。 ▶▶1

□ (　　)にあてはまるものを下の㋐～㋕から選びなさい。

運動の目的	楽しみ方
①(　　　　)を維持する	体を動かすことの②(　　　　)を得る。 体の動きを高める。
③(　　　　)で相手と競う	ルールや④(　　　　)を守り，フェアに競う。 参加者の年齢や場に応じてルールを工夫する。 相手や仲間と健闘をたたえ合う。
自然と親しむ 仲間と交流する 感情を⑤(　　　　)	互いの違いやよさを⑥(　　　　)。 自分やグループの力を高め合う。

㋐認め合う　㋑マナー　㋒心地よさ　㋓競争や試合
㋔表現する　㋕健康

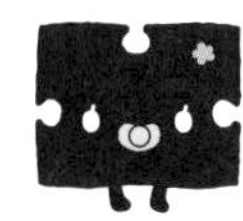

2 スポーツの多様な楽しみ方について，次の各問いに答えなさい。 ▶▶2

□(1) スポーツの楽しみ方について説明した文の(　　)から，正しいものを選びなさい。
(　　　)

生涯にわたってスポーツを継続するためには，(㋐自分が楽しめる運動やスポーツを１つ見つけること　㋑年齢や目的によって自分に合う運動やスポーツを見つけたり，楽しみ方を工夫したりすること)が大切。

□(2) 次の各文で，内容が正しいものには○を，間違っているものには×を(　　)に書きなさい。

①豊かなスポーツライフを実現するには，自らが意欲的に取り組むことが大切。
(　　　)

②一人で行うこと，利用しやすい場所，自由な時間を確保することで，継続してスポーツが行いやすくなる。
(　　　)

③より多くの人がスポーツを楽しめるように，これまでとは違った視点で新しいスポーツをつくり出す活動が広がっている。
(　　　)

スポーツには，自分に合った楽しみ方や工夫の仕方があるね。

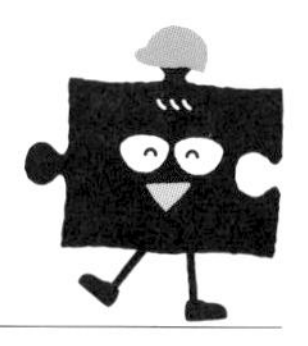

ミスに注意　2 (2) 行う人に合わせてルールや用具などが工夫されたアダプテッド・スポーツがある。

ぴたトレ
1
要点チェック

運動やスポーツが心身や社会性に及ぼす効果

時間 10分　解答 p.1

（　）にあてはまる語句を答えよう。

1 スポーツが心身に及ぼす効果

□(1) スポーツを行うことは体の①（　　　　）や発達，運動②（　　　　）の上達，体力の保持増進に効果がある。

□(2) 体力には，毎日を活動的に過ごすような③（　　　　）に生活するための体力と，④（　　　　）やスポーツを行うための体力がある。

□(3) 現代の生活は運動量が不足する傾向にあるため，体力の低下や肥満・⑤（　　　　）の原因となっているが，食生活や生活習慣を改善し，運動を行う習慣をつければ，これを予防できる。

□(4) スポーツを行うと，さまざまな⑥（　　　　）を習得できたり，目標をなし遂げることができたりする。その結果，⑦（　　　　）が得られ，それが積み重なると，自己の能力にも⑧（　　　　）が持てるようになる。

□(5) 適度な運動やスポーツを行うと心身の緊張がほぐれて⑨（　　　　）できる。

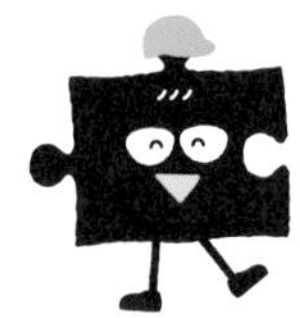

2 スポーツが社会性に及ぼす影響

□(1) スポーツのルールは，①（　　　　）さや楽しさ，さらに安全を保つために定められている。また，相手を気遣うスポーツのマナーは，スポーツを安全に，より②（　　　　）行うためのものである。

□(2) ルールやマナーについては，共通の理解をはかり，双方が③（　　　　）して合意することが必要である。

□(3) スポーツを行う際はルールやマナーを尊重し，仲間と助け合ったり，相手のプレイをたたえたりすることなどを通して，コミュニケーション能力の発達や人間関係の形成など④（　　　　）が高まっていくことが期待される。

運動やスポーツで培われた社会性は，日常生活のさまざまな場面で役立つよ。

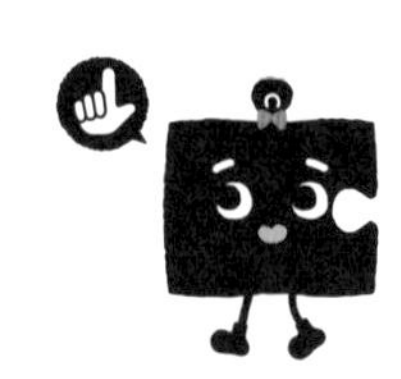

要点
運動やスポーツは体の健康や心の発達にも効果がある。
スポーツを通して，適切な人間関係を築くことができ，社会性が培われる。

ぴたトレ 2 練習

運動やスポーツが心身や社会性に及ぼす効果

時間 15分　解答 p.1

1 スポーツが体や心に及ぼす効果について，次の各問いに答えなさい。 ▶▶1

□(1) スポーツが心身に及ぼす効果を示したものを下の㋐～㋕からそれぞれ３つずつ選びなさい。

スポーツが体に及ぼす効果	①(　　)(　　)(　　)
スポーツが心に及ぼす効果	②(　　)(　　)(　　)

㋐リラックス効果　㋑体の発達　㋒運動技能の上達　㋓自信や達成感を得る
㋔ストレスの解消　㋕体力の維持

□(2) 健康に生活するための体力として重視されているものを次の㋐～㋕からすべて選びなさい。
㋐柔軟性　㋑瞬発力　㋒筋力　㋓敏しょう性　(　　)
㋔全身持久力　㋕筋持久力

体力を構成する体力要素には，筋力，瞬発力，筋持久力，全身持久力，柔軟性，スピード，巧緻性，敏しょう性などがあるよ。

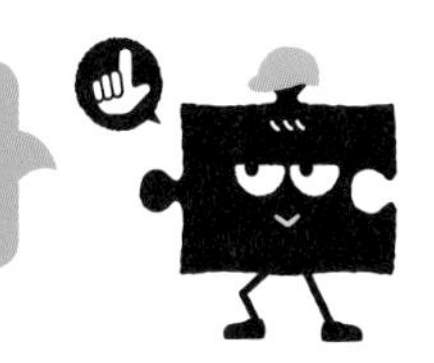

2 スポーツの社会性やルール，マナーについて，次の各問いに答えなさい。 ▶▶2

□(1) (　　)にあてはまるものを下の㋐～㋒から選びなさい。
①スポーツを行う際，互いが全力で競い合えるようにルールを守り，相手を尊重してよいプレイをすることを(　　)という。
②チームの目的をなし遂げるために全力をつくし，個人が役割を分担して協力し合うことを(　　)という。
③ルールを守る，さまざまな人に配慮する，仲間を大切にする，相手を尊重する，といった態度や考え方を(　　)という。この態度や考え方は，ふだんの生活でも必要とされている。
㋐フェアプレイ　㋑チームワーク　㋒スポーツマンシップ

□(2) 次のルールやマナーについて説明した各文で，間違っているものを１つ選びなさい。
①チームになった仲間で教え合う。　(　　)
②相手のよいプレイを称賛する。
③自分のチームが有利になるようにルールを変える。
④相手や審判を尊重する。

ヒント 2 (1) ㋐は公正さ，㋑は仲間との協力，㋒は相手への敬意や思いやりを意識した行動のこと。

ぴたトレ 1

要点チェック

スポーツの学び方と安全な行い方

（　）にあてはまる語句を答えよう。

1 スポーツを効果的に学ぶには

▶▶1

□(1) 運動やスポーツには，競技ごとに①（　　　）な体の動かし方がある。例えば陸上競技の短距離離走では，速く走るために地面を強く蹴る必要がある。このような体の動かし方を②（　　　）という。

□(2) ②（　　　）を身に付けた状態を③（　　　）といい，体力はこれを支える役割を果たしている。

□(3) スポーツでは，有利に試合を運ぶために目的に応じてプレイの方法を選んで決める必要がある。この方法を④（　　　）という。

□(4) 試合をする際は⑤（　　　）や競技の条件に応じて，使う④（　　　）やメンバーの役割などを決め，試合に勝つための方針を立てる必要がある。この方針を⑥（　　　）という。

□(5) ④（　　　）を習得するには，対戦する相手の動作や⑦（　　　）に応じたプレイを，人数やコートの広さ，状況ごとに⑧（　　　）しながら練習する必要がある。

□(6) ダンスなどで表現の仕方を習得するには，テーマから⑨（　　　）を捉える，踊りや⑩（　　　）の特徴を捉えることが大切である。

2 スポーツを安全に行うには

▶▶2

□(1) 安全にスポーツを行うには，その①（　　　）を理解し，自己の②（　　　）に合った種目を選択することが必要である。

□(2) スポーツの安全には，さらに，自己の目標や発達の段階に応じた運動の③（　　　），持続する④（　　　），運動を行う⑤（　　　）などのスポーツ活動の条件を考慮して練習計画を立てることも重要である。

□(3) 運動を行う際は，体調の変化に注意し，必要に応じて練習を休んだり，軽くしたりするなど，練習の⑥（　　　）が大切である。

□(4) 運動前には必ず⑦（　　　）運動（ウォームアップ）を行い，施設や用具の安全の⑧（　　　）も忘れない。運動中は適切な休憩やこまめな⑨（　　　）を行うこと。運動後はストレッチングなどの⑩（　　　）運動（クールダウン）を行うと回復も早まる。

□(5) 野外スポーツを楽しむには，⑪（　　　）に関する知識を身に付け，綿密な計画と準備をしたうえで，自己の⑫（　　　）や技能に応じて，安全に配慮して行う必要がある。

要点 スポーツでは合理的な練習で身に付けた技能を生かして，戦術や作戦に役立てることが有効。けがや事故を防ぐためにも，体調の自己管理や準備，安全対策が必要。

スポーツの学び方と安全な行い方

時間 15分　解答 p.1

1 スポーツの技術・技能や戦術・作戦について，次の問いに答えなさい。 ▸▸ 1

□ 4人がサッカーについて語っています。それぞれ何の説明をしているか，あてはまるものを下の㋐～㋓から選びなさい。

①

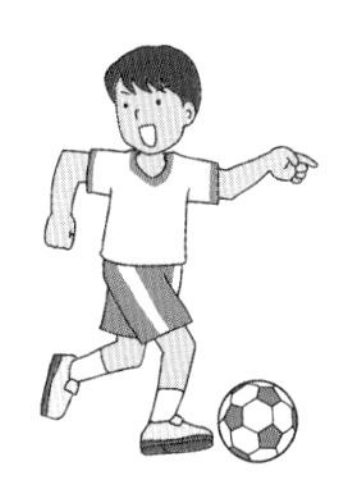

(　　)

ドリブルが上手になって，もっと速くボールを動かしたい。

②

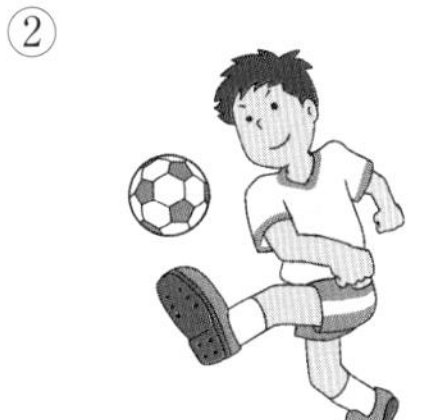

(　　)

相手が守備を固めているので，ロングパスを使った攻撃をしよう。

③

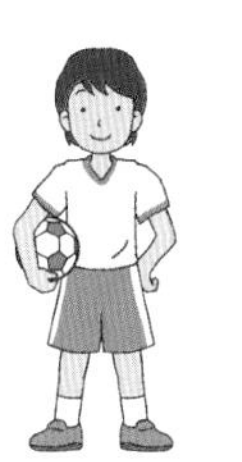

(　　)

筋力がついて，力強いシュートが打てるようになった。

④

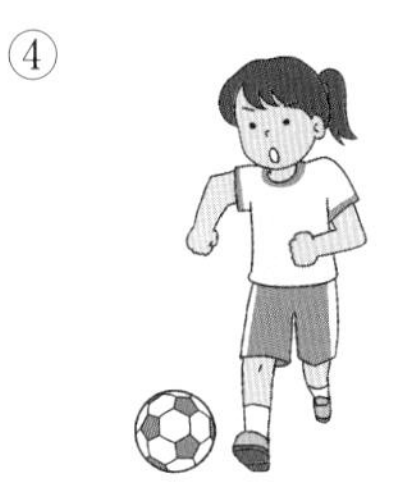

(　　)

前半はパスをつないで相手を走らせ，後半は一気に攻めよう。

㋐作戦　㋑技術　㋒戦術　㋓技能

2 スポーツの安全な行い方について，次の各問いに答えなさい。 ▸▸ 2

□(1) 運動やスポーツをする際の活動前，活動中，活動後を説明したものを下の㋐～㋕からそれぞれ2つずつ選びなさい。

活動前	①(　　)(　　)
活動中	②(　　)(　　)
活動後	③(　　)(　　)

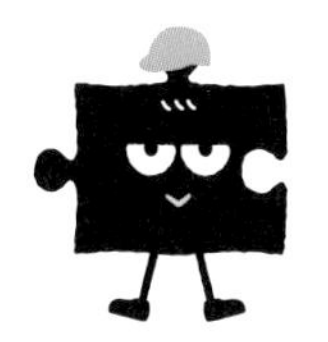

㋐適切な休憩(きゅうけい)や水分補給(ほきゅう)　㋑活動している仲間の安全確認(かくにん)

㋒施設(しせつ)や用具の安全確認　㋓ストレッチなどの整理運動と体調の確認

㋔活動内容を振(ふ)り返り，記録する

㋕目標に応じた強さ，時間，頻度(ひんど)に配慮(はいりょ)した計画を立てる

□(2) 野外スポーツをする際の注意で正しいものには○を，間違(まちが)っているものには×を(　　)に書きなさい。

①川や海では急に深くなっているところがあり，水温が異なる場所もある。 (　　)

②落雷(らくらい)や豪雨(ごうう)のおそれがないか気象情報の確認をして，危険を感じたら中止する。 (　　)

③昼と夜の気温差が大きいが，天候が急に変わることはない。 (　　)

ミスに注意　1 戦術は試合中の技術を選択(せんたく)する方針で，作戦は試合を行う際の方針。

ぴたトレ
1
要点チェック

スポーツの文化的意義

時間 10分　解答 p.1

（　）にあてはまる語句を下から選び，記号で答えよう。

1 現代生活におけるスポーツ

□(1) 現在，私たちの生活は，経済や①(　　　　)などの発展によって，②(　　　　)的に豊かで便利になった。また，③(　　　　)が延びたことで，④(　　　　)や心の豊かさがより求められるようになった。

□(2) (1)の一方で，食生活の変化による栄養過多や⑤(　　　　)，情報化の進展による過度の⑥(　　　　)などが問題になっている。

□(3) 現代社会でスポーツは，人との豊かな⑦(　　　　)や健康な⑧(　　　　)をもたらしたり，自己の⑨(　　　　)を発見したりする可能性を広げる機会を提供する文化的意義を持っている。

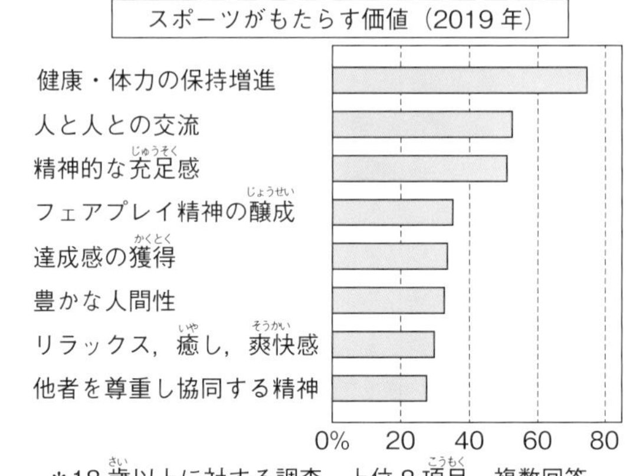

＊18歳以上に対する調査，上位8項目，複数回答。
（スポーツ庁「スポーツの実施状況等に関する世論調査」）

㋐物質　㋑生きがい　㋒ストレス　㋓科学技術　㋔心身　㋕運動不足
㋖変化　㋗平均寿命(寿命)　㋘交流

2 スポーツの推進

□(1) スポーツは，性別，国や人種，①(　　　　)の有無に関わらず，人生の長い間楽しむことができる。

□(2) 1970年頃からヨーロッパでは，スポーツを行うことはすべての人々が持つ②(　　　　)で，スポーツを振興することが国の重要な役割であるという考えが広まってきた。

□(3) 日本では，2011年に国が定めた法律の③(　　　　)に基づいて，スポーツ基本計画が定められている。各地の自治体では，これに従って④(　　　　)を策定し，人々がスポーツを通じて豊かで幸福な生活を営むことができるように取り組んでいる。

㋐権利　㋑スポーツ推進計画　㋒スポーツ基本法　㋓障がい　㋔義務

自治体のスポーツ推進計画は，インターネットで調べることができるよ。

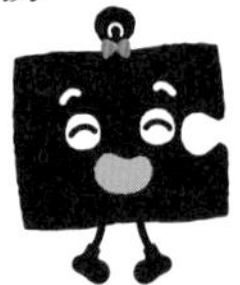

要点　スポーツは，心身の健康，豊かな交流，新しい可能性の発見などさまざまな文化的意義を持っている。スポーツをすることはすべての人々の権利である。

スポーツの文化的意義

時間 15分　解答 p.1

1 スポーツの文化的意義について，次の問いに答えなさい。 ▸▸1

□ 次の３つのスポーツの文化的意義の具体例を示したものを，下の㋐〜㋕からそれぞれ２つずつ選びなさい。

①自らの可能性を発見する	(　　　)(　　　)
②豊かな交流	(　　　)(　　　)
③健(すこ)やかな心身	(　　　)(　　　)

㋐いろいろな人とコミュニケーションできる　㋑リフレッシュできる
㋒あきらめずにがんばれるようになる　㋓健康の保持増進
㋔他チームの人たちと仲よくなる　㋕苦手な種目を克服して自信がつく

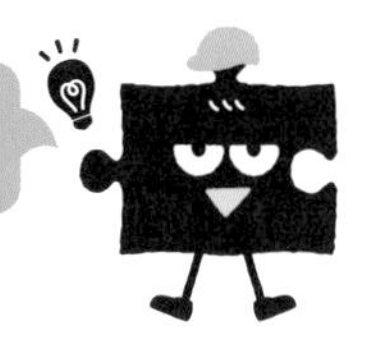

スポーツでついた自信は，日常生活の行動にも影響することがあるよ

2 スポーツの推進について，次の各問いに答えなさい。 ▸▸2

□(1) スポーツの推進を説明した文で正しいものを，次の①〜③から１つ選びなさい。(　　　)

①国や人種，性，障がいの有無に関わることなく，人々が生涯(しょうがい)にわたって楽しむことができるのがスポーツ。

②2015年10月，スポーツに関する政策を推進するスポーツ省が設置された。

③自治体では，スポーツ基本計画を策定し，すべての人々が幸福で豊かな生活を営むことのできるよう，スポーツの推進に取り組んでいる。

日本の『スポーツ基本法』(前文)
スポーツは，世界共通の人類の文化である。
スポーツは，心身の健全な発達，健康及び体力の保持増進，精神的な充足感の獲得，自律心その他の精神の涵養(かんよう)等のために個人又は集団で行われる運動競技その他の身体活動であり，今日，国民が生涯にわたり心身ともに健康で文化的な生活を営む上で不可欠(ふかけつ)のものとなっている。(抜粋(ばっすい))

□(2) スポーツをすることはすべての人の基本的権利であることを定めているユネスコの憲章(けんしょう)は何か。次の①〜③から選びなさい。(　　　)

①オリンピック憲章
②ユネスコ憲章
③体育・身体活動・スポーツに関する国際憲章

ミスに注意 2 (1) 省・庁の違いを確認。スポーツ基本法に基づいて定めるのがスポーツ基本計画。

ぴたトレ 1 要点チェック

国際的なスポーツ大会の役割／人々を結びつけるスポーツ

時間 10分　解答 p.1

(　　)にあてはまる語句を答えよう。

1 国際的なスポーツ大会と広がるスポーツの魅力

▶▶1

□(1) 現在，世界では①(　　　　　　)競技大会などの国際総合競技大会や，サッカーの②(　　　　　　)など競技や種目ごとの国際大会が行われている。

□(2) 近代オリンピックは，世界各地で紛争が起きた19世紀末に始まった。その目的は，スポーツを通じて心身を鍛える，世界中の人々と理解・交流し合うという国際③(　　　　)や，④(　　　　)の実現である。

□(3) 国際的スポーツ大会が開催されると，⑤(　　　　)では，各国の競技者や⑥(　　　　)に訪れた人々と⑤(　　　　)の人々の間に交流が生まれて，互いの理解が深まる。

□(4) 大会の様子は各種⑦(　　　　)を通じて世界中に報道され，フェアプレイや選手間の交流など，スポーツが持っている⑧(　　　　)が多くの人々に伝えられている。

□(5) スポーツの⑧(　　　　)が伝わることで，さらに人々の注目が集まり，スポーツの意義や⑨(　　　　)も世界中に伝わっていく。

メディアの発達によって，いろいろなスポーツの魅力が世界中に広がったよ。

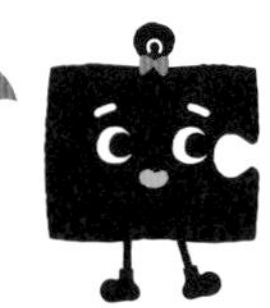

(　　)にあてはまる語句を下から選び，記号で答えよう。

2 人々を結びつけ，さまざまな違いを超えるスポーツ

▶▶2

□(1) スポーツには，人々の①(　　　　)の場やその機会になる働きがある。

□(2) 同じ②(　　　　)の下で，互いが全力で公正に競い合うことを通じて，自然に人を③(　　　　)し，理解し合って心がつながる。

□(3) (1)(2)のように，スポーツには人を④(　　　　)働きがある。集団スポーツやクラブでは仲間どうしの協力や⑤(　　　　)を強めることもできる。

□(4) 国際的なスポーツ大会では，民族や⑥(　　　　)，人種の違いを超えて，選手や観客，スタッフの間でも交流が深められる。

㋐団結　㋑国　㋒交流　㋓ルール　㋔尊重　㋕結びつける　㋖離れさせる

オリンピックの価値として卓越・友情・敬意・尊重，パラリンピックの価値として勇気・強い意志・インスピレーション・公平があげられている。

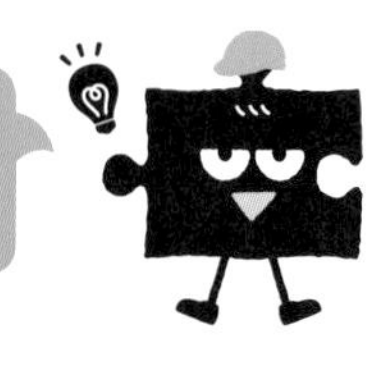

要点　オリンピック・パラリンピックなどの国際大会は国際親善や世界平和に大きく貢献している。スポーツを通して人々はつながり，さまざまな違いを超えることができる。

ぴたトレ **2** 練習

国際的なスポーツ大会の役割／人々を結びつけるスポーツ

時間 15分　解答 p.2

1 オリンピック・パラリンピックについて，次の各問いに答えなさい。 ▸▸1

□(1) オリンピック・パラリンピックについて述べた文がある。(　　)にあてはまるものを下の㋐〜㋗から選びなさい。

オリンピックの起源(きげん)は，古代ギリシャのオリンピアで行われていた①(　　　)であり，オリンピックを国際大会として復活させたのは，フランスの②(　　　)である。オリンピックの理念は③(　　　)と呼ばれ，スポーツを通じた人間育成，世界平和の実現に貢献(こうけん)すること，文化・④(　　　)・国籍(こくせき)の壁(かべ)を越えて相互(そうご)理解することなどがかかげられている。国際オリンピック委員会(IOC)は，大会期間中は⑤(　　　)や武力行使を停止する⑥(　　　)を呼びかけている。パラリンピックは，体に障がいがある人によって行われる国際総合競技大会で，⑦(　　　)の実現を目的として，オリンピック終了後に開催(かいさい)されている。

㋐戦争　㋑ピエール・ド・クーベルタン　㋒オリンピズム　㋓共生社会
㋔オリンピック休戦　㋕古代オリンピック　㋖人種　㋗トーマス・バッハ

□(2) スポーツとメディアの関係について，正しいものには○を，間違(まちが)っているものには×を(　　)に書きなさい。

①スポーツ中継(ちゅうけい)はテレビだけでなく，インターネットの発達でスマートフォンなどでも見られるようになった。(　　)

②インターネットなどのメディアを通して，世界中の人にスポーツの魅力(みりょく)を伝えることができる。(　　)

③メディアが発達しても，スポーツが国際親善や世界平和と結びつくことはない。(　　)

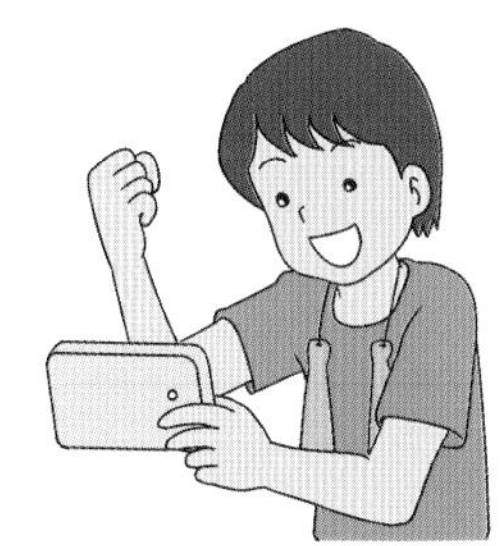

2 人々を結びつけるスポーツについて，次の問いに答えなさい ▸▸2

□ さまざまな違いを超(こ)え，人々を結びつけるスポーツの例としてふさわしくないものを次の㋐〜㋔から１つ選びなさい。(　　)

㋐町内会の運動会で，大人も子どももいっしょになって玉入れ競争をした。
㋑ホストファミリーとして国際大会に出場する選手を受け入れ，交流した。
㋒体力をつけるため，早朝に１人でランニングをした。
㋓シューズやボールなどを手入れ・準備をする人に対して，選手が感謝の言葉を述べた。
㋔障がい者スポーツ体験会に参加して，競技への理解を深めた。

ヒント 2 スポーツに関わる人が複数いるかどうかを確認(かくにん)してみる。

体育理論

時間30分　／100点　合格70点　解答 p.2

❶ 次の文章を読んで，下の各問いに答えなさい。　28点

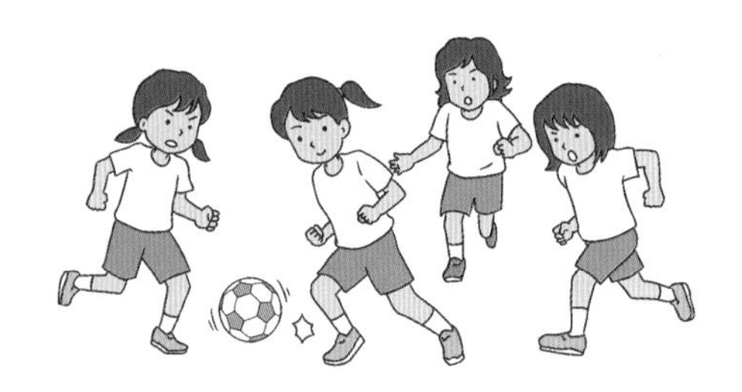

サッカーが好きな山田さんは①サッカー部に入って，毎日練習をしている。最近は（　Ⓐ　）も高まり，試合でも相手と（　Ⓑ　）ことが楽しくなってきた。試合後に真剣に戦った相手と握手や話をして（　Ⓒ　）するのも好きだ。

土曜日は地元のプロサッカーチームの試合で，②ボールを拾って選手に渡す「ボールパーソン」を務めた。帰宅して，気になっている③別の試合をタブレット端末で観戦し，その試合で決勝点を決めた④選手の通算ゴール数をインターネットで調べた。

□(1) Ⓐ～Ⓒにあてはまるものを次の㋐～㋓から選びなさい。

㋐競う　㋑交流　㋒体力　㋓孤立

□(2) 下線部①～④はスポーツへの関わり方を示している。それぞれどのように関わっているかを，次の㋐～㋓から選びなさい。思

㋐見ること　㋑行うこと　㋒知ること　㋓支えること

❷ スポーツの学び方について，次の各問いに答えなさい。　44点

□(1) スポーツの技術，作戦，戦術，表現について，次の各文で，正しいものには○を，間違っているものには×を書きなさい。技

①自分や自分のチームが有利になるようなプレイの仕方を戦術という。
②競技の目的にあった合理的な体の動かし方を作戦という。
③バスケットボールのレイアップシュートやチェストパスは技術である。
④ソフトボールやテニスでは，技術のほかに，技の表現も重要な要素である。
⑤技術を身に付けるには，必要な動きを段階的に練習する必要がある。
⑥サッカーのワンツーリターンやソフトボールのスクイズは戦術である。
⑦表現の仕方を学ぶには，テーマからリズムを捉えることが大切である。

□(2) 次の図はスポーツの学び方の例を示しています。（　）にあてはまる語句を下の㋐～㋓から選びなさい。

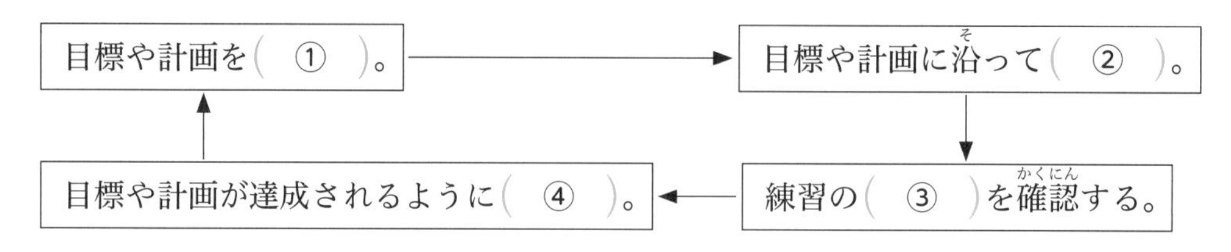

㋐練習する　㋑立てる（設定する）　㋒修正する（改善する）　㋓成果

成績評価の観点　技…健康・運動に関する技能　思…健康・運動に関わる思考・判断・表現

❸ スポーツの安全な行い方について，次の各問いに答えなさい。 16点

□(1) 運動前，運動中，運動後の安全への配慮の文で間違っているものを，次の㋐～㋓から１つ選びなさい。

㋐運動前は施設や用具の安全確認をする。

㋑運動中は休憩をはさむが，水は飲まない。

㋒仲間の体調が悪い場合は運動を中断する。

㋓疲労回復の整理運動をする。

□(2) 野外スポーツを行う際に気をつけておきたい危険性について，それぞれあてはまるものを下の㋐～㋕から２つずつ選びなさい。

①川の危険 (　　　)(　　　)

②海の危険 (　　　)(　　　)

③山の危険 (　　　)(　　　)

㋐天候が急に変わることがある　㋑急に流れが速くなっているところがある

㋒昼と夜の気温差が大きい　㋓水底の貝殻や岩，海藻などで足をとられやすい

㋔気圧や時間によって水位が変化する　㋕大雨によって急に増水することがある

❹ 文化としてのスポーツについて，次の各問いに答えなさい。 12点

□(1) スポーツを推進するために国が制定したものは何か。次の㋐～㋓から１つ選びなさい。

㋐スポーツ基本計画　㋑スポーツ庁　㋒スポーツ基本法　㋓スポーツ推進計画

□(2) 記述 オリンピック・パラリンピックなどの国際的なスポーツ大会は，どのような文化的意義があるか。下の語句を使って説明しなさい。思

語句【 人々　違いを超え　交流　相互理解　国際親善　世界平和 】

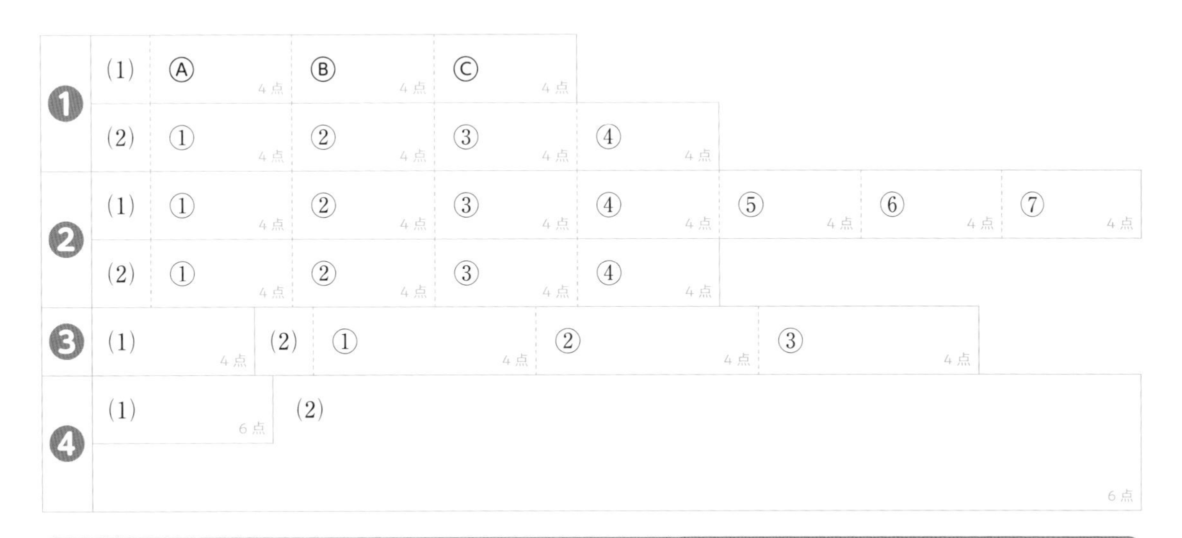

❶	(1)	Ⓐ 4点	Ⓑ 4点	Ⓒ 4点				
	(2)	① 4点	② 4点	③ 4点	④ 4点			
❷	(1)	① 4点	② 4点	③ 4点	④ 4点	⑤ 4点	⑥ 4点	⑦ 4点
	(2)	① 4点	② 4点	③ 4点	④ 4点			
❸	(1) 4点	(2)	① 4点	② 4点	③ 4点			
❹	(1) 6点	(2) 6点						

定期テスト予報
スポーツの学び方の方法，安全に行うためのポイントを押さえておきましょう。
国際的なスポーツ大会の役割，文化的意義もよく出ます。

健康の成り立ちについて考える

時間 10分　解答 p.2

（　）にあてはまる語句を答えよう。

1 主体の要因と環境の要因

▶▶1

□(1) かつて，日本人の死因は，結核や肺炎などの①（　　　）が多かったが，個人の②（　　　）状態や生活環境の改善，保健・医療水準が向上したことで，①（　　　）による死は減少した。

□(2) 近年は③（　　　）の変化や④（　　　），高齢化などによって，⑤（　　　）・心臓病・脳卒中に代表される⑥（　　　）が死因の大半を占めるようになった。

□(3) 高齢化に伴う⑦（　　　）の増加や，エイズや新型インフルエンザ，新型コロナウイルス感染症などの新たな①（　　　），⑧（　　　）による心身不調，自殺，アレルギーなどさまざまな健康問題も生じている。

日本の死因の移り変わり

	1947年	1977年	2018年
第１位	結核	脳卒中	がん
第２位	肺炎及び気管支炎	がん	心臓病
第３位	胃腸炎	心臓病	老衰
第４位	脳卒中	肺炎及び気管支炎	脳卒中

□(4) このような病気や死因の推移をみると，病気の発生にはその人自身である⑨（　　　）の要因と，その人を取り巻くさまざまな⑩（　　　）の要因が相互に関連していることがわかる。

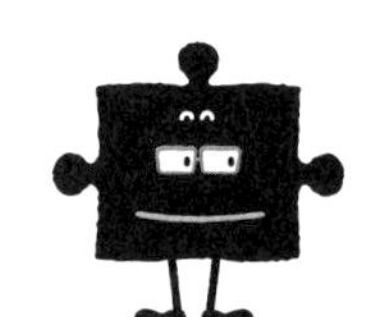

（　）にあてはまる語句を下から選び，記号で答えよう。

2 健康の成り立ち

□(1) 健康は，主体(人)と環境を，①（　　　）な状態に保つことで成り立っている。そのため，健康を②（　　　）するには，日常生活を見直し，自己の行動や周りの環境を健康的なものにすることが重要である。

□(2) 人の健康を管理・改善するには，家族や地域の人が③（　　　）ほか，行政などが必要な情報を提供したり，環境を整備したりするなど，④（　　　）な取り組みも必要である。

□(3) 健康を成り立たせるためには，個人の努力とともに，それを実現するための社会的な取り組みの両方が必要である。この考え方を⑤（　　　）という。

㋐個人的　㋑社会的　㋒支える　㋓ヘルスプロモーション
㋔良好　㋕セールスプロモーション
㋖保持増進

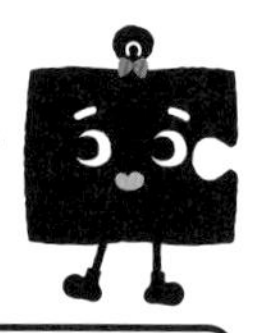

2(3)の考え方は，国際的な健康づくりの土台として，地域や学校などですすめられているよ。

要点　病気や健康に関わっている要因について理解しよう。
健康を保持増進するためには，個人と社会の取り組みが必要。

ぴたトレ **2** 練習

健康の成り立ちについて考える

時間 15分 解答 p.2

1 病気には主体と環境が関係していることについて，次の各問いに答えなさい。 ▶▶ 1

□(1) 次の語句のうち，主体の要因にはAを，環境の要因にはBを(　　)に書きなさい。

㋐湿度(しつど)(　　)　㋑年齢(ねんれい)(　　)　㋒細菌(さいきん)(　　)
㋓動物(　　)　㋔労働条件(　　)　㋕性(せい)(　　)
㋖放射線(　　)　㋗食事(　　)　㋘ウイルス(　　)
㋙遺伝(　　)　㋚温度(　　)　㋛薬品(　　)

□(2) 環境の要因となるのは次のうちどれか。あてはまるものを次の㋐～㋔から３つ選びなさい。

㋐物理的・化学的　㋑技術的　㋒生物学的
㋓歴史的　㋔社会的・文化的
(　　　　　　)

主体の要因と環境の要因はわかったかな？

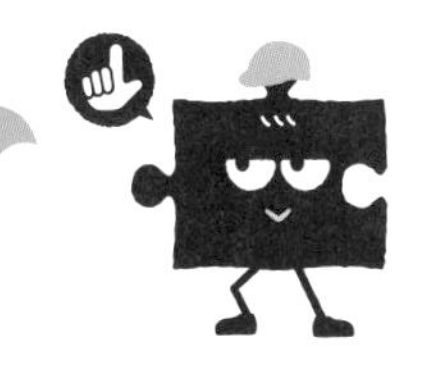

2 ヘルスプロモーションの考え方について，次の問いに答えなさい。 ▶▶ 2

□ 次の文の内容が正しいものには○を，間違っているものには×を(　　)に書きなさい。

①健康は，主体と，主体を取り巻くさまざまな環境が良好な状態に保たれているときに成り立つ。(　　)

②健康を保持増進するためには，一人一人が生活を見直し，個人の能力を高めることだけが必要。(　　)

③ヘルスプロモーションは，健康そのものに加えて，生活の質の向上を目指していくものである。(　　)

私たちの人生には，それぞれ理想の生き方があるよね。

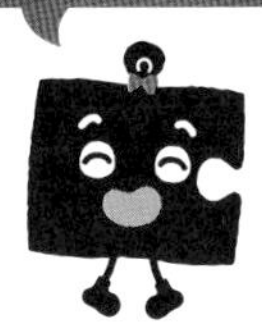

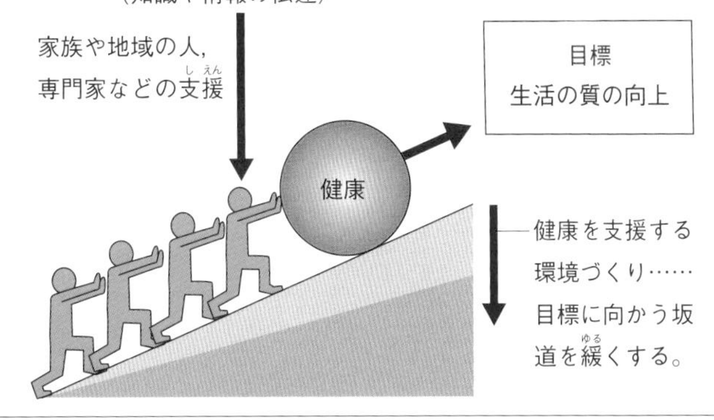

ヒント 1 (1) 主体の要因は，人間に生まれつき備わっているものと，生後に身に付ける生活習慣がある。

保健編　1章 健康な生活と病気の予防①

ぴたトレ 1

要点チェック

運動と健康

時間 10分　解答 p.2

（　）にあてはまる語句を答えよう。

1 運動の効果と必要性

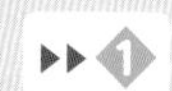

□(1) 適度な運動やスポーツには，体の①（　　　）を発達させ，健康を②（　　　）させる効果がある。また，気分転換やストレス解消などもでき，③（　　　）にもよい効果が期待できる。

□(2) 現代の生活は運動量が不足する傾向にあり，運動不足は体力の低下，肥満症や動脈硬化などの④（　　　）の原因となる。

□(3) 運動不足を防ぎ，健康を保持増進するためには，⑤（　　　）や⑥（　　　）を考えて，生活の中に⑦（　　　）に運動を取り入れることが必要。

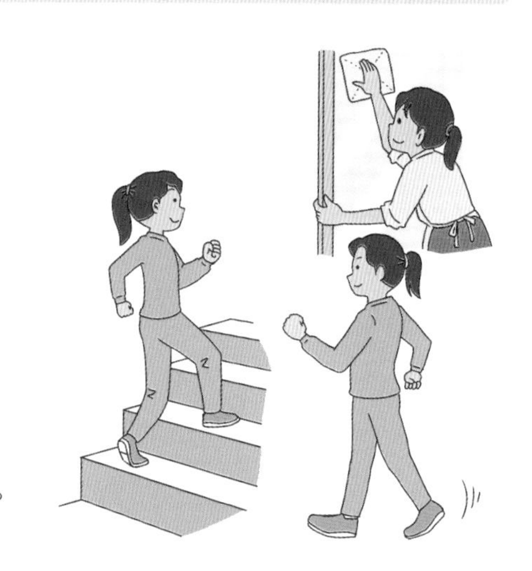

2 健康づくりのための運動の行い方

□(1) 健康づくりのための運動の３条件は，①（　　　），②（　　　），③（　　　）で，この３つを満たすことが大切である。

□(2) 日常生活の中でどのように運動を行うかは，３つの条件を踏まえて，運動の種類，④（　　　），⑤（　　　），⑥（　　　）を決めておく。

□(3) 中学生の時期は特に，⑦（　　　）と⑧（　　　）が発達するので，継続的に運動することで，これらを一層高めることができる。

□(4) 中学生の時期に，骨や関節，靭帯，腱に負担のかかるような運動を繰り返し行っていると，野球肘やジャンパー膝など⑨（　　　）を引き起こし，痛みのためにプレイに集中できなくなるだけでなく，日常生活にも支障をきたすこともあるため，注意が必要。

無理をしないで，体調も考えながら，安全に運動を楽しむことだね。

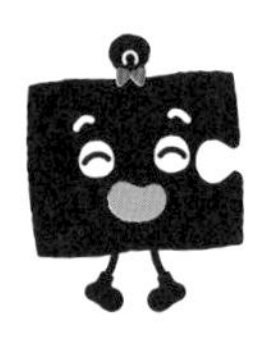

要点　適度な運動は，生活習慣病の予防や気分転換など心身に良い影響をもたらす。健康づくりのための運動は，安全で効果があり，楽しいことの3条件を満たすこと。

運動と健康

時間 15分 解答 p.2

1 運動が心身に及ぼす効果について，次の問いに答えなさい。 ▶▶1

□ 運動の効果を示したイラストの①〜⑧にあてはまる言葉を下の㋐〜㋗から選びなさい。

緊張・①(　　　)を和らげる…気分転換を図ることができる。
②(　　　)の発達…②(　　　)が太く・長くなる。
③(　　　)の発達…１回の呼吸量が多くなる。
④(　　　)の発達…拍出量が多くなる。
⑤(　　　)の発達…⑤(　　　)が太くなる。皮下脂肪が少なくなる。
⑥(　　　)の発達…血流がよくなる。

緊張・①を和らげる
②の発達
③の発達
④の発達
⑤の発達
⑥の発達

そのほかに
⑦(　　　)の防止，⑧(　　　)の予防や治療などがある。

㋐心臓　㋑肥満　㋒毛細血管　㋓肺
㋔生活習慣病　㋕ストレス　㋖筋肉　㋗骨

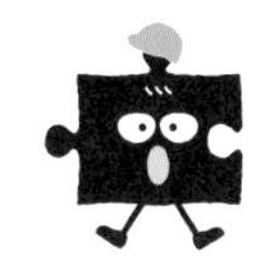

2 健康づくりのための運動の行い方について，次の各問いに答えなさい。 ▶▶2

□(1) 中学生・高校生の運動指針を示した次の表について，(　　)にあてはまるものを下の㋐〜㋔からそれぞれ選びなさい。

	①(　　　)を高める運動	筋力を高める運動	②(　　　)を高める運動
運動の③(　　)	ウォーキング，ジョギング，水泳など	筋力トレーニング	ストレッチング
④(　　)	ややきつい〜かなりきつい	ややきつい	――
時間，⑤(　　)	10〜30分週３日以上	10〜30分 週 ２ 日以上	５〜30分

㋐頻度　㋑強さ　㋒持久力　㋓種類　㋔柔軟性

□(2) スポーツ障害の小さなサインとして間違っているものを次の①〜④から１つ選びなさい。
(　　　)

①痛みのない違和感　②フォームの乱れ　③ちょっとした痛み　④意識的に運動する

ヒント 2 (2) スポーツ障害は過度な負担やトレーニングの繰り返しによる体の故障。放っておくと大きなけがにつながる。

ぴたトレ 1 要点チェック

食生活と健康

時間 10分　解答 p.2

(　)にあてはまる語句を答えよう。

1 エネルギーや栄養素と食事

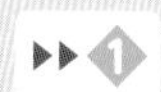

□(1) 人間の体は，動いていない状態でも心臓や肺などの諸器官が休みなく働き続けて，①(　　　　)を消費している。このような，生命維持のために必要最小限の①(　　　　)消費量を②(　　　　)という。

□(2) 1日に消費するエネルギー量は，②(　　　　)に③(　　　　)や学習など生活活動により消費されるエネルギー量を加えたもの。

□(3) 人間は，必要な消費エネルギーを④(　　　　)により補給する。体が急激に⑤(　　　　)する時期や日常の活動量が多いときは，より多くのエネルギーが必要とされる。

□(4) 活動量が少ないときに普通の食事をとると，エネルギー⑥(　　　　)になることがあるため，運動をしてエネルギーを消費することが大切。

□(5) 健康を保つためには，⑦(　　　　)をバランスよくとることも重要である。⑦(　　　　)の不足や過剰な摂取は，体力の低下や肥満などさまざまな⑧(　　　　)を引き起こすことになる。

運動で消費されるエネルギー量（1分間当たり）

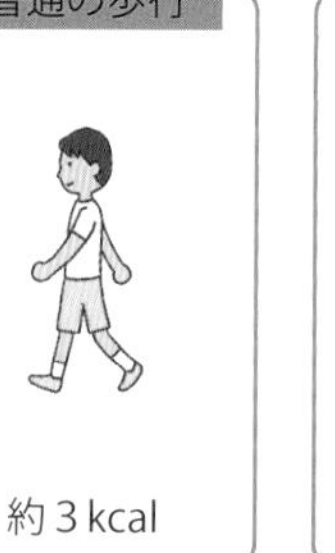

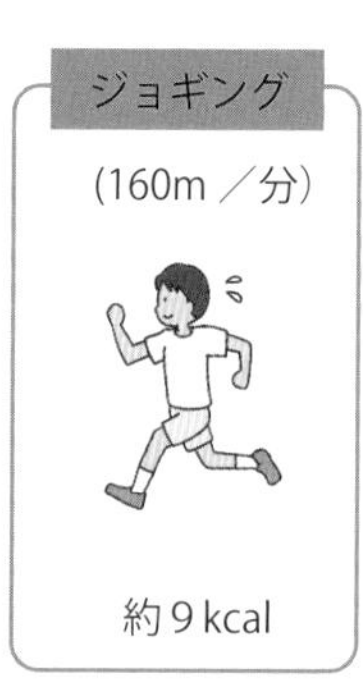

普通の歩行	縄跳び (60〜70回／分)	ジョギング (160m／分)
約3 kcal	約8 kcal	約9 kcal

＊体重50kgの人の場合。1kcal=4.184kJ
（厚生労働省の資料より算出）

2 生活リズムと食生活

□(1) 食生活が乱れると，体の健全な発育・発達が損なわれ，健康にも①(　　　　)を与える。例えば，②(　　　　)に負担をかける夜食は，翌日の朝食を抜くことにつながり，体や③(　　　　)の働きを妨げる。

□(2) 健康を保持増進するには，生活のリズムを整えるとともに，④(　　　　)食生活を送るように心がける必要がある。

1日3食よりも2食のほうが太りやすいことが知られているよ。

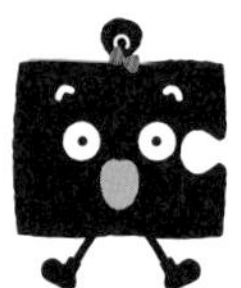

要点 健康のためには，1日に消費するエネルギー量を考慮し，食事で多彩な栄養素をバランスよくとること。生活のリズムを整え，規則正しい食生活をすることが大切。

食生活と健康

時間 15分 解答 p.2

1 エネルギーや食事の栄養素について，次の各問いに答えなさい。 ▶▶1

□(1) 次の文の内容が正しいものには○を，間違っている場合には×を(　　)に書きなさい。

①人間は，活動していないときはエネルギーをまったく消費しない。 (　　)

②基礎代謝量に学習や運動などのエネルギー量を加えたものが1日に消費するエネルギー量になる。 (　　)

③食事によって補給するエネルギー量は，活動量にかかわらず一定でよい。 (　　)

④運動不足やエネルギー過多による肥満だけでなく，ダイエットなどでの痩せすぎも問題。 (　　)

□(2) 栄養素の不足またはとりすぎによる障害を示した次の表の中に，あてはまる栄養素を下の㋐～㋕から選びなさい。

不足による障害の例	①(　　)	体力低下・筋肉が弱くなる
	②(　　)	骨や歯がもろくなる
	③(　　)	貧血や息切れ
	④(　　)	皮膚病，視力低下
とりすぎによる障害の例	⑤(　　)	肥満，動脈硬化
	⑥(　　)	高血圧

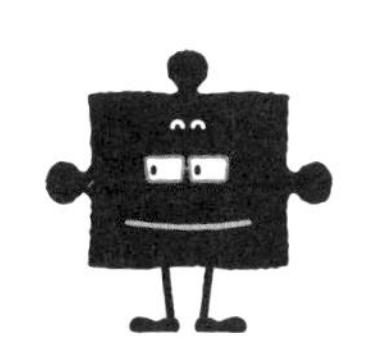

㋐ナトリウム(食塩)　㋑たんぱく質　㋒ビタミンA　㋓脂肪　㋔カルシウム　㋕鉄分

2 生活リズムと食生活について，次の問いに答えなさい。 ▶▶2

□ 生活リズムと食生活について説明した次の文のうち，間違っているものを，次の①～④から1つ選びなさい。 (　　)

①朝起きたときの体の状態は，エネルギー不足になっているので，積極的に朝食をとるように心がける。

②朝，昼，夜の食事を規則正しくすることが，健康な生活につながっている。

③夜食や間食をとったときは，食事を抜いてエネルギー量のバランスをとる。

④食事は，主食・主菜・副菜を基本に，果物や乳製品も加えてバランスのよい献立にする。

食事では，食塩や脂肪のとりすぎには要注意。

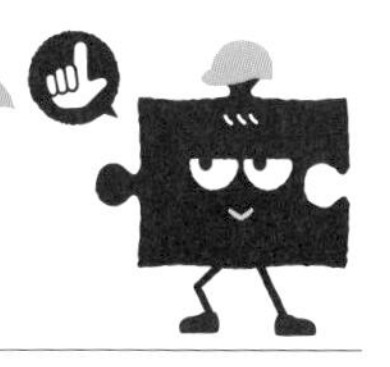

ミスに注意 2 夜食や間食によるエネルギーのとりすぎは，食生活の乱れにつながる。

ぴたトレ 1 要点チェック

休養・睡眠と健康

時間 10分 解答 p.3

(　)にあてはまる語句を答えよう。

1 心身の疲労と健康障害

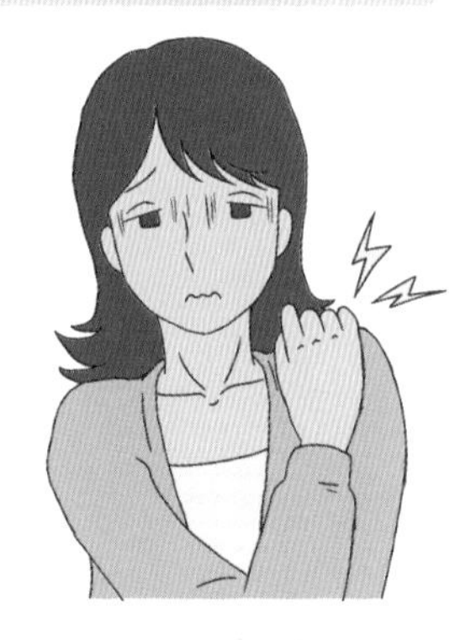

□(1) 学習や運動，作業などを長時間続けると，眠気やだるさ，不安，肩こりなどの症状が現れ，作業の能率が下がる。このような心身の状態を①(　　　)という。

□(2) ①(　　　)の現れ方は，作業や活動の内容や量，さらに②(　　　)条件によって異なり，個人によっても差がある。

□(3) 現代社会では，精神的な緊張が長期間続くことが多く，①(　　　)や③(　　　)が生じやすい。これらが蓄積すると抵抗力が下がり，④(　　　)にかかりやすくなる。

□(4) さらに，胃潰瘍や高血圧，脳卒中やうつ病など，さまざまな⑤(　　　)が生じることもある。

2 休養・睡眠のとり方

□(1) 心身の疲労を回復させ，英気を養うために必要なのが①(　　　)である。

□(2) ①(　　　)のとり方には，休息，②(　　　)，栄養補給，睡眠，軽めの運動(積極的休養)，気分転換などさまざまな方法がある。自分に合った方法を取り入れると効果的である。

□(3) 1日の疲労を取り除き，活力を蓄えるために最も欠かせないものが③(　　　)である。③(　　　)は疲労回復だけでなく，③(　　　)中に成長ホルモンが分泌されるなど，健康や発育にとても重要な役割を果たしている。

□(4) 十分な③(　　　)をとるには，心身の状態や環境を整え，④(　　　)に合わせて決まった時間帯に眠ることも重要である。

□(5) 心身の健康を成り立たせるためには，年齢やそれぞれの生活環境などに合った，運動や食事，休養・睡眠の⑤(　　　)生活をすることが大切である。

中学生は心身が発達する時期なので，大人以上に睡眠が必要なんだ。

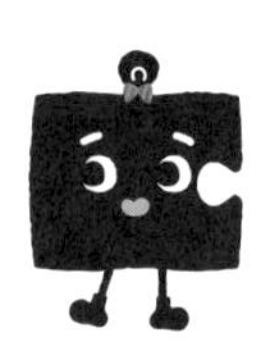

要点
疲労の蓄積は，さまざまな健康障害につながることがある。
健康のために必要なのが休養。中でも睡眠は疲労を取り除くために欠かせない。

ぴたトレ **2** 練習

休養・睡眠と健康

時間 15分　解答 p.3

❶ 心身の疲労について，次の各問いに答えなさい。 ▶▶1

□(1) 疲労の種類とその自覚症状の現れ方を示した次の表について，(　　　)にあてはまるものを下の㋐～㋙から選びなさい。

疲労の分類	主な症状
眠気感	眠い，①(　　　)が出る，やる気が乏しい
②(　　　)感	憂鬱な気分，③(　　　)な感じがする，イライラする
④(　　　)感	頭が痛い，気分が悪い，ぼんやりする，⑤(　　　)がする
⑥(　　　)感	腕がだるい，⑦(　　　)や腰がこる，足がだるい
ぼやけ感	⑧(　　　)がしょぼつく，目が疲れる，物がぼやける

㋐だるさ　㋑あくび　㋒不安定　㋓目　㋔めまい
㋕不快　㋖不安　㋗肩　㋘安定　㋙安心

□(2) 疲労やストレスによって，１日中気分が落ち込んでいたり，眠れない状態が続いたりする健康障害は次のうちどれか。次の㋐～㋔から１つ選びなさい。(　　　)

㋐生活習慣病　㋑感染症　㋒うつ病　㋓血行障害　㋔アルコール依存症

❷ 睡眠のとり方について，次の問いに答えなさい。 ▶▶2

□ よい睡眠につながる生活習慣について正しいものには○を，間違っているものには×を(　　)に書きなさい。

①朝は日光を浴びて，朝食をしっかりとる。(　　　)
②仮眠や昼寝は長時間するとよい。(　　　)
③寝具や照明などを整えて，眠りに入りやすくする環境をつくる。(　　　)
④消灯後にスマートフォンや携帯ゲーム機などを使わない。(　　　)
⑤早寝早起き，適度な運動で生活のリズムを保つ。(　　　)
⑥夜食で満腹にして眠る。(　　　)
⑦土日は遅く起きて睡眠のリズムを調整する。(　　　)

よい睡眠は，体の成長だけでなく，疲労回復や病気の予防にも効果があるよ

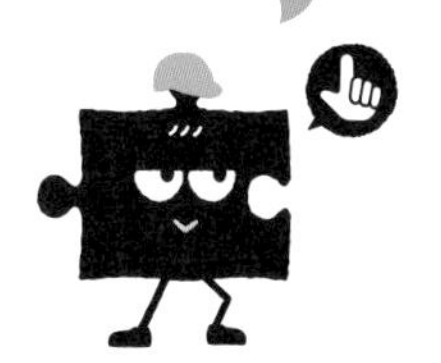

ミスに注意 ❶ (1) 気分や気持ちがすぐれないものと，身体の痛みや違和感を伴うものを分けて考える。

ヒント ❷ 生活のリズムを乱すものは，よい睡眠につながらない。

ぴたトレ 3
確認テスト

健康な生活と病気の予防①

時間30分　／100点　合格70点　解答 p.3

❶ 病気になる主体の要因と環境(かんきょう)の要因を表した図があります。　30点

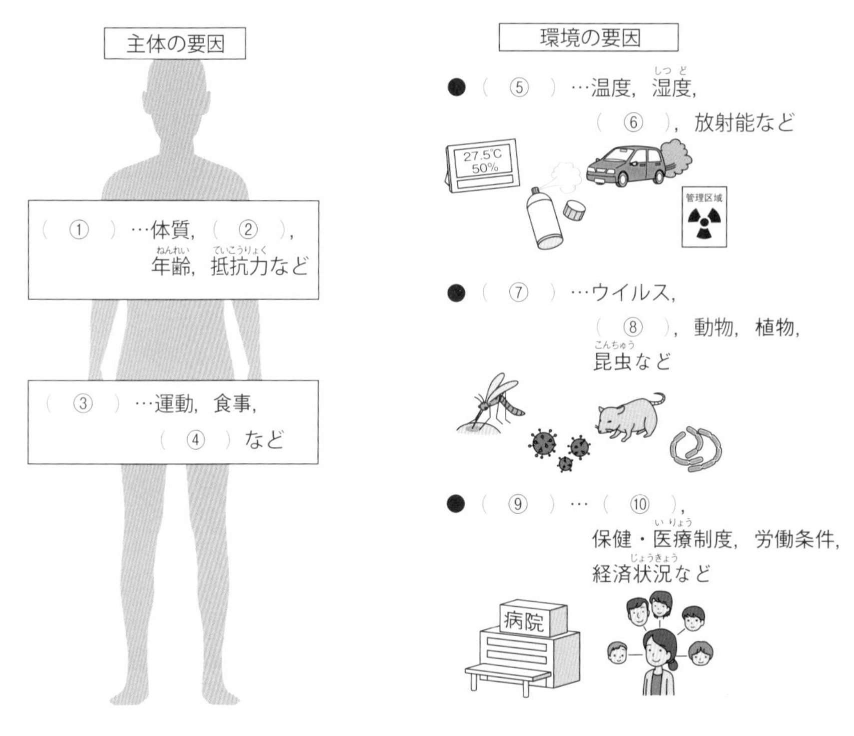

□(1)　主体の要因の①～④にあてはまるものをそれぞれ次の㋐～㋓から選びなさい。
㋐休養・睡眠(すいみん)　㋑生活習慣・行動　㋒性(せい)　㋓素因(そいん)

□(2)　３つの環境の要因の⑤～⑩にあてはまるものをそれぞれ次の㋐～㋕から選びなさい。
㋐人間関係　㋑生物学的　㋒有害物質　㋓物理・化学的　㋔社会的　㋕細菌

❷ 運動が心身に及(およ)ぼす影響について，次の各問いに答えなさい。　18点

□(1)　運動の効果を説明した次の語句のうち，あてはまらないものを㋐～㋕から１つ選びなさい。
㋐筋肉が発達する　㋑骨が太くなる　㋒緊張(きんちょう)やストレスの増加　㋓肥満の防止
㋔肺活量が多くなる　㋕体力の向上

□(2)　運動不足がもたらす体への影響のうち，主に生活習慣病に関係するものを次の㋐～㋖から４つ選びなさい。
㋐心臓病　㋑糖尿病　㋒睡眠不足　㋓がん　㋔食欲不振　㋕動脈硬化(どうみゃくこうか)
㋖腰痛(ようつう)

□(3)　中学生の時期に発達する持久力や筋力を高める運動に，あてはまらないものを次の㋐～㋔から１つ選びなさい。
㋐ウォーキング　㋑ストレッチング　㋒筋力トレーニング　㋓水泳　㋔サッカー

成績評価の観点　技…健康・運動に関する技能　思…健康・運動に関わる思考・判断・表現

❸ 食生活と健康について，次の各問いに答えなさい。

36点

□(1) 健康のための食生活について説明した文の（　　）から，正しいものを選びなさい。
バランスのとれた食事は，主食，主菜，（㋐副菜　㋑副食）を基本に，（㋒菓子　㋓果物）や牛乳・乳製品も組み合わせる。（㋔水分　㋕脂肪）は質と量を考えてとる。

□(2) 次のような障害について，不足またはとりすぎの栄養素を下の㋐～㋕から選びなさい。
①視力低下，皮膚病　　②貧血，息切れ
③高血圧　　④体力低下，筋肉量の減少
㋐鉄　㋑食塩　㋒ビタミンB　㋓たんぱく質　㋔ビタミンA　㋕カルシウム

□(3) **計算** ごはん１杯(240kcal)とバナナ１本(90kcal)を食べ，これと同じエネルギーを歩行だけで消費するとしたら，何分間歩けばよいか。歩行１分で消費されるエネルギー量は３kcalとする。

❹ 睡眠や休養について，次の各問いに答えなさい。

16点

□(1) 睡眠について説明した文として，間違っているものを次の①～④から１つ選びなさい。
①睡眠時に出る成長ホルモンが，体の成長と疲労回復を促している。
②心身が発達する中学生は，大人よりも多くの睡眠時間が必要である。
③休日は遅く起きても，ふだんと同じ生活リズムができる。
④深い睡眠によって，病気を防ぐことができる。

□(2) **記述** コンピュータやスマートフォンなどの画面を長時間見続けると，目の疲労だけでなく心身の健康にもさまざまな影響が及びます。それを防止するための対策を，下の語句を使って説明しなさい。思
語句【　画面　明るさ　位置　利用時間　休む　体をほぐす　】

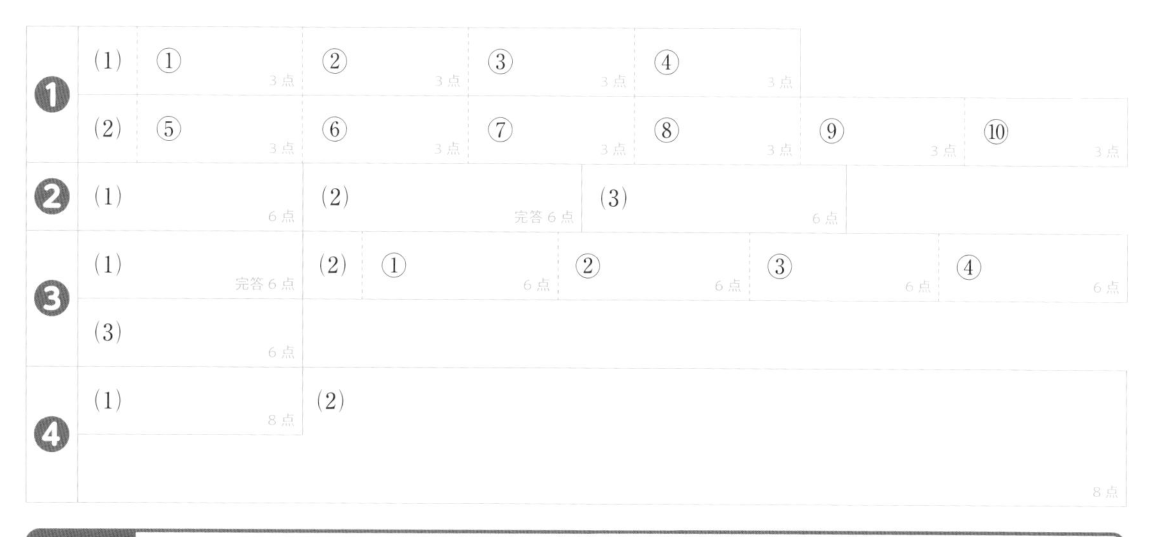

❶	(1)	① 3点	② 3点	③ 3点	④ 3点		
	(2)	⑤ 3点	⑥ 3点	⑦ 3点	⑧ 3点	⑨ 3点	⑩ 3点
❷	(1) 6点	(2) 完答6点	(3) 6点				
❸	(1) 完答6点	(2)	① 6点	② 6点	③ 6点	④ 6点	
	(3) 6点						
❹	(1) 8点	(2) 8点					

定期テスト予報　運動がもたらす効果，栄養不足やとり過ぎによる障害，疲労回復のための睡眠の必要性などがよく出ます。それぞれのポイントを押さえましょう。

ぴたトレ 1
要点チェック

体の発育・発達

時間 10分　解答 p.3

(　)にあてはまる語句を答えよう。

1 体の各器官の発育・発達

□(1) 成長するにつれて，体の大きさが増すことを①(　　　)といい，体の働きが高まることを②(　　　)という。

□(2) 人は，生まれてから大人になるまでの間に，単調に①(　　　)するわけでなく，身長や体重が急速に発育する時期がある。この時期を③(　　　)という。

□(3) ③(　　　)は一生のうちで二度あり，一度目は乳児の④(　　　)歳頃(さいごろ)，二度目は思春期である。また，その時期や程度には⑤(　　　)があるが，多くの場合，思春期は女子が男子より早く始まる。

□(4) 人の体は，骨や筋肉，肺，心臓などのさまざまな⑥(　　　)によって成り立っている。

□(5) 卵巣(らんそう)や精巣(せいそう)などの⑦(　　　)の発育・発達はゆっくり進むが，⑧(　　　)の頃(ころ)から急速に発育・発達する。

□(6) 脳や⑨(　　　)などの神経は最も早くから発育・発達し，⑧(　　　)には⑩(　　　)と同じ程度に達する。

□(7) 体の各⑥(　　　)は⑪(　　　)とともに発育・発達するが，そのすべてが同じ⑫(　　　)に均等(きんとう)に進むわけではない。

2 思春期の生活と発育・発達

□(1) 思春期には体の①(　　　)が急速に発育・発達し，一人前の大人に近づいていく，かけがえのない大切な時期である。そのため，②(　　　)・食事・休養・睡眠(すいみん)のバランスがとれた③(　　　)な生活を送ることが大切。

□(2) 読書やスポーツ，人との交流や自然体験などのさまざまな経験をすることで，④(　　　)や神経をより一層(いっそう)発達させることができる。

思春期は，子どもから大人への移行するとき。
一般に小学校高学年から高校生にかけての時期をいうよ。

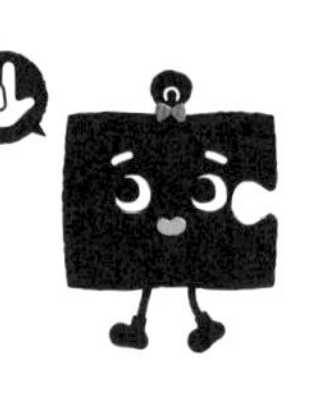

要点　身長や体重が急に発育する時期が発育急進期である。体や器官が発育・発達する時期は個人差がある。思春期には，健康的な生活をすることで体が一層発育・発達する。

ぴたトレ 2 練習

体の発育・発達

時間 15分　解答 p.3

1 体の各器官の発育・発達について，次の各問いに答えなさい。 ▶▶ 1

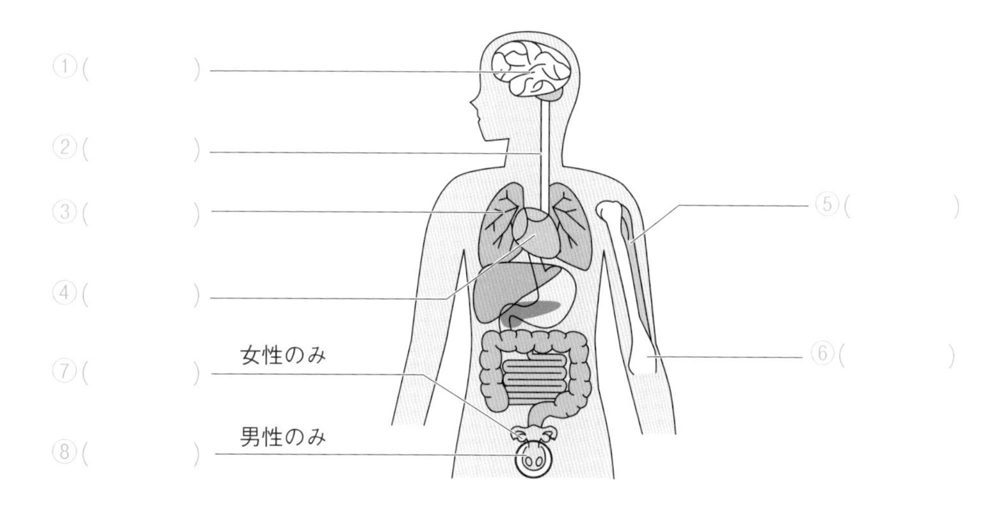

□(1) 上の図は，体の各器官を示しています。①～⑧の器官名を㋐～㋗から選びなさい。

㋐脊髄(せきずい)　㋑心臓　㋒脳　㋓精巣　㋔骨　㋕卵巣(らんそう)　㋖筋肉　㋗肺

□(2) 次の各文の(　　)から，正しいものを選び，記号で答えなさい。

①(㋐けが　㋑病原体)から体を守る，胸腺(きょうせん)やへんとうなどの(㋒リンパ器官　㋓生殖器(せいしょく))は，小学校低学年から高校生の頃(ころ)に大きく発育する。(　　，　　)

②思春期に急速に発育する卵巣や精巣などの(㋐生殖器　㋑循環器(じゅんかん))。男女それぞれに現れる体の特徴(とくちょう)を(㋒発育急進期　㋓二次性徴(せいちょう))という。(　　，　　)

2 思春期の生活について，次の問いに答えなさい。 ▶▶ 2

□ 思春期の生活で気をつけたいことを説明した次の文の(　　)にあてはまるものを，下の㋐～㋖から選びなさい。

①食事では，体をつくるもとになる(　　　)，カルシウム，鉄などを十分にとる。

②運動をするだけでなく，(　　　)も十分にとることが大切。

③脳の発達のため，読書やスポーツ，自然体験などさまざまな(　　　)が重要。

④無理なダイエットは，体力や抵抗力(ていこうりょく)の低下，肌荒(はだあ)れ，女性の月経(げっけい)不順などさまざまな(　　　)をもたらす。

㋐経験　㋑休養　㋒悪影響(えいきょう)　㋓たんぱく質　㋔食塩　㋕好影響　㋖脂質(ししつ)

ヒント　1 (1) 臓器(ぞうき)のうち，肺や腎臓(じんぞう)は左右2つある。

ミスに注意　1 (2) 発育急進期は身長や体重が急に発育する時期のこと。

保健編　2章 心身の発達と心の健康

ぴたトレ
1
要点チェック

呼吸器・循環器の発達

時間 10分　解答 p.3

（　）にあてはまる語句を答えよう。

1 呼吸器の発達

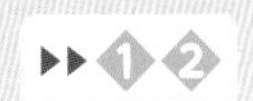

□(1) 鼻や口，①（　　　），気管支，肺などの器官を呼吸器という。

□(2) 空気中から体内に取り入れられた酸素は，肺の中に無数にある②（　　　）と毛細血管の間で，体内の二酸化炭素と置き換えられる。これを③（　　　）という。

□(3) 肺活量とは，空気を肺いっぱいに吸い込んだ後に，できるだけ多く吐き出した空気の量で，肺の④（　　　）を示す。

□(4) 成長に伴い⑤（　　　）は減少する。これは，肺胞数が増えたり肺全体が大きく発育したりすることで，１回の呼吸で体内に取り込める⑥（　　　）の量が増え，⑦（　　　）が増えるためである。

赤ちゃんの頃は肺が小さく，たくさんの空気を取り入れるために呼吸数は多くなっているよ。

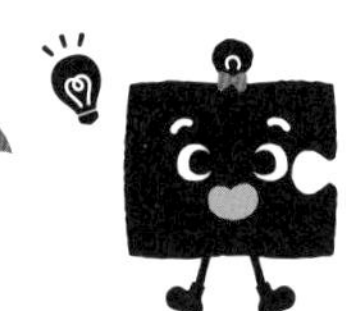

2 循環器の発達

□(1) ①（　　　），動脈，静脈，毛細血管，リンパ管などの器官を循環器という。

□(2) ①（　　　）は血液を全身に行き渡らせて酸素や②（　　　）を運ぶほか，不要になった二酸化炭素や老廃物を送り返す働きがある。

□(3) ①（　　　）が一定の時間内に脈を打つ数を③（　　　），または心拍数という。また，①（　　　）の収縮で送り出される血液の量を④（　　　）という。

□(4) 成長に伴い③（　　　）は⑤（　　　）し，④（　　　）は⑥（　　　）する。これは，①（　　　）が大きくなったり，収縮する力が強くなったりするためである。

□(5) 思春期は呼吸器や循環器が急速に発達する。そのため，ジョギングなどの⑦（　　　）を高める運動をすると，１回の呼吸量や拍出量が増加し，発達が促される。

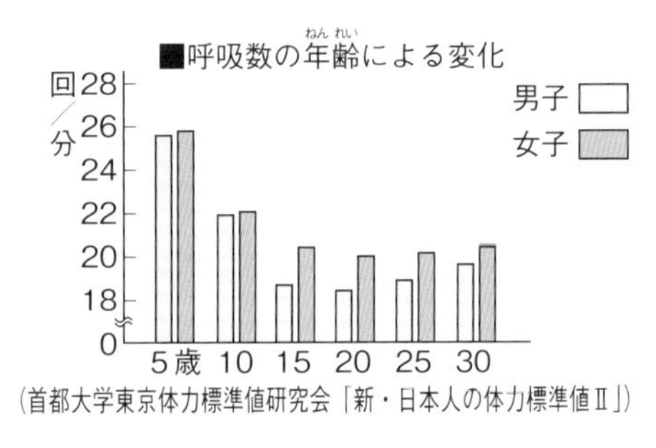

（首都大学東京体力標準値研究会「新・日本人の体力標準値Ⅱ」）

心臓は，血液を循環させるポンプの働きをしているよ。

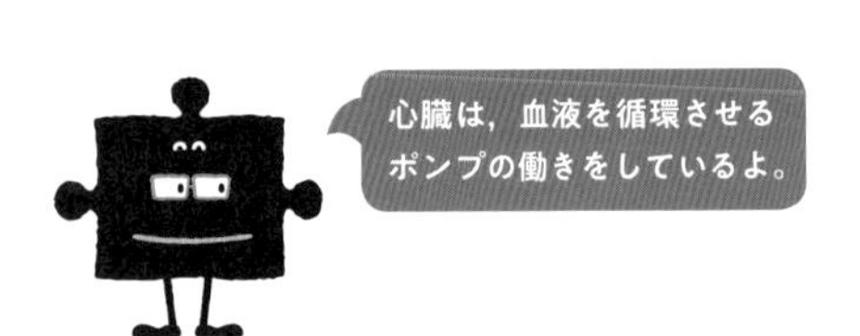

要点
呼吸器が発達すると呼吸数が少なくなり，肺活量が増える。
循環器が発達すると1回の拍出量が増え，脈拍数（心拍数）が減る。

呼吸器・循環器(じゅんかんき)の発達

時間 15分　解答 p.4

1 呼吸器の発達について，次の各問いに答えなさい。 ▶▶ 1

□(1) 「呼吸数の年齢(ねんれい)による変化」と「肺活量の年齢による変化」の２つのグラフ(縦軸の数値は削除)がある。肺活量の年齢による変化を表しているのは次の㋐㋑のどちらか。(　　　)

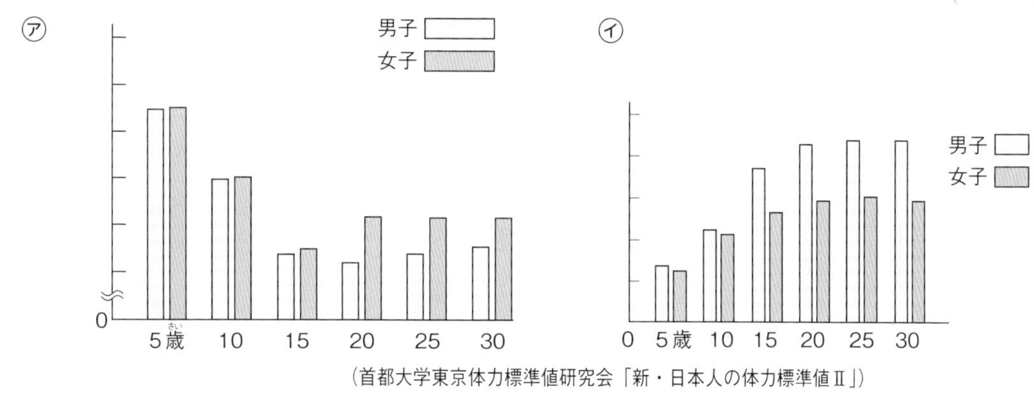

(首都大学東京体力標準値研究会「新・日本人の体力標準値Ⅱ」)

□(2) 空気中から取り入れた酸素と体の中でできた二酸化炭素が，肺胞(はいほう)と毛細血管の間で交換(こうかん)される様子を示した図がある。この図が表す仕組みは次の㋐～㋒のうちどれか。(　　　)

㋐ポンプの働き　㋑ガス交換　㋒熱交換

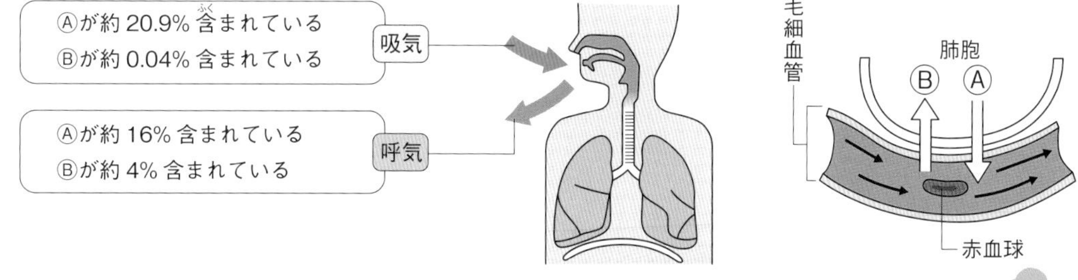

□(3) 上の図のⒶとⒷにあてはまる気体は何か。下の㋐～㋔から選びなさい。

Ⓐ(　　　)　Ⓑ(　　　)

㋐窒素(ちっそ)　㋑酸素　㋒二酸化炭素　㋓アルゴン　㋔塩素

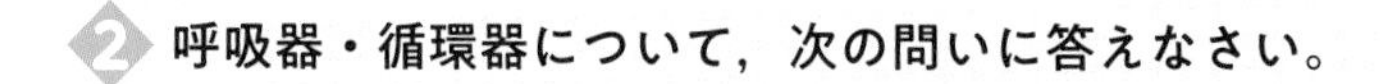
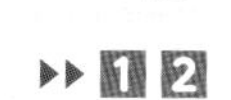

2 呼吸器・循環器について，次の問いに答えなさい。 ▶▶ 1 2

□ 次の各文は何について説明したものか，下の㋐～㋕から選びなさい。

①空気をいっぱい吸い込(こ)んだ後，できるだけ多く吐(は)き出した空気の量。(　　　)

②心臓の収縮によって送り出される血液の量。(　　　)

③肺胞の数が増えたり，肺全体が大きくなったりして，体の発育とともに少なくなる。(　　　)

④心臓が大きくなったり収縮する力が強くなったりして，体の発育とともに少なくなる。(　　　)

㋐呼吸数　㋑脈拍数(みゃくはくすう)(心拍数)　㋒肺活量　㋓拍出量(はくしゅつりょう)　㋔回転数　㋕運動量

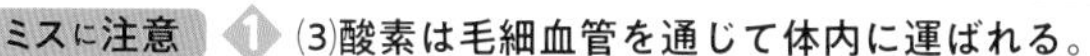

ミスに注意 1 (3)酸素は毛細血管を通じて体内に運ばれる。

生殖機能の成熟①

時間 10分　解答 p.4

（　）にあてはまる語句を答えよう。

1 体の変化とホルモン

□(1) 体の諸器官の発育を促し，調節する物質を①(　　　　)という。

□(2) 思春期になると，脳の②(　　　　)から③(　　　　)が分泌され，その働きによって，生殖器の機能が発達する。

□(3) 女子は④(　　　　)が発達し，その内部で⑤(　　　　)が成熟して，⑥(　　　　)の分泌が盛んになる。

□(4) 男子は⑦(　　　　)が発達し，その内部で⑧(　　　　)がつくられるようになり，⑨(　　　　)の分泌が盛んになる。

□(5) ⑥(　　　　)や⑨(　　　　)の分泌が盛んになると，男女ともに大人の体つきになり，男子は最初の射精である⑩(　　　　)，女子は最初の月経である⑪(　　　　)が起こる。

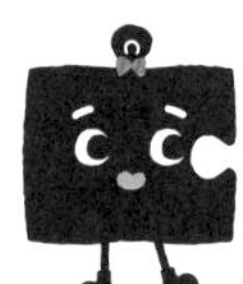

2 排卵と月経，射精の仕組み

□(1) 性腺刺激ホルモンの働きにより卵巣の中で成熟した卵子は，約28日に1度体外に出される。これを①(　　　　)という。

□(2) 卵子は②(　　　　)を通って③(　　　　)に向かって運ばれる。その途中で精子と結合(受精)すれば④(　　　　)となる。

□(3) 排卵に伴い，④(　　　　)を育てるために⑤(　　　　)は女性ホルモンの働きで充血して厚くなる。しかし，受精しなかった場合，⑤(　　　　)は剝がれて体外に出される。これを⑥(　　　　)という。

排卵・月経の仕組み（周期が28日の場合）

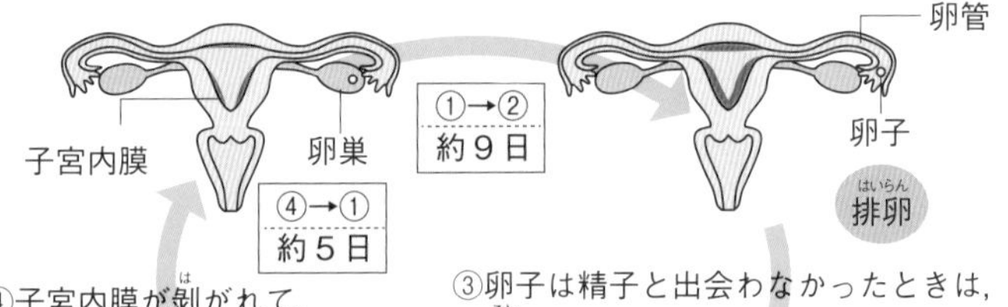

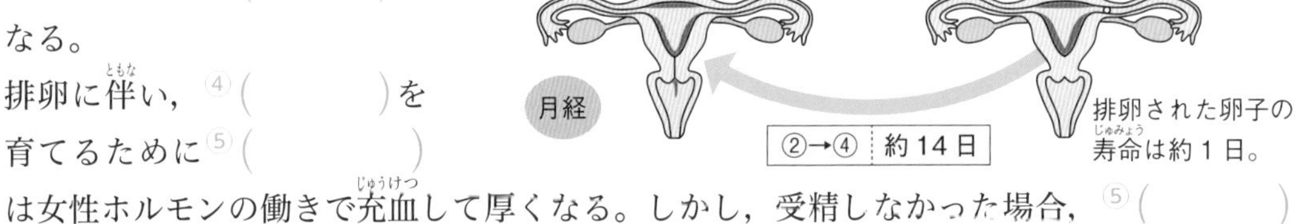

□(4) 性腺刺激ホルモンが働き，精巣でつくられた⑦(　　　　)と，精のうや前立腺から出る分泌液が混ざったものを⑧(　　　　)という。

□(5) 性的な⑨(　　　　)や興奮により，精液が尿道を通って体外に射出されることを⑩(　　　　)という。

要点 思春期に性ホルモンの分泌が活発になり，男女の体つきに変化が現れる。卵巣や精巣をはじめとする生殖器が成熟し，女子は月経，男子は射精がみられるようになる。

生殖機能の成熟①

時間 15分 解答 p.4

1 思春期の体の変化が起こる仕組みを説明した図を見て，次の各問いに答えなさい。 ▶▶ 1

□(1) 図の①〜③にあてはまるものを次の㋐〜㋒から選びなさい。
㋐下垂体　㋑性腺刺激ホルモン
㋒性ホルモン

□(2) 性ホルモンの分泌によって，男女の体つきに現れる変化で間違っているものを次の㋐〜㋒から1つ選びなさい。（　　）
㋐男子は射精が起こる
㋑女子は排卵，月経が起こる
㋒男子・女子ともに筋肉が増える

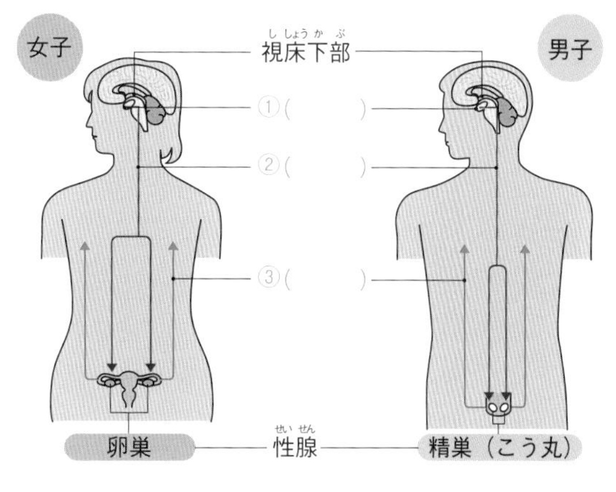

2 男女の生殖器の断面を示した図がある。排卵や月経，射精の仕組みについて，次の各問いに答えなさい。 ▶▶ 2

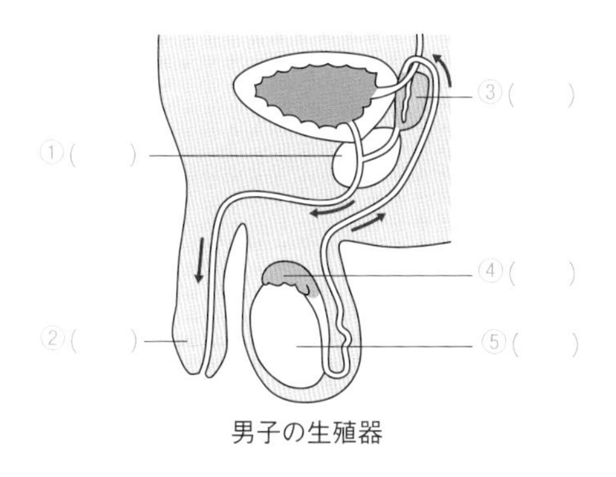

男子の生殖器

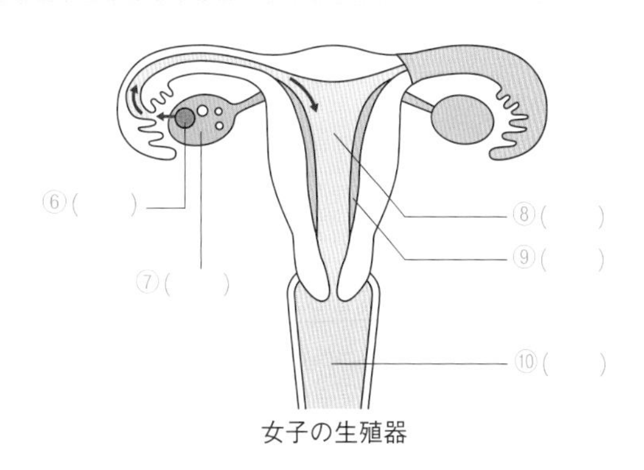

女子の生殖器

□(1) ①〜⑩にあてはまる名称を次の㋐〜㋛から選びなさい。
㋐精のう　㋑子宮　㋒膣　㋓陰茎　㋔精巣　㋕前立腺　㋖卵子
㋗精巣上体　㋘子宮内膜　㋙卵巣　㋚下垂体　㋛肺胞

□(2) 次の文の内容が正しいものには○を，間違っているものには×を（　　）に書きなさい。
①初経後の数年間はホルモンの分泌が安定していないので，月経が不規則なことが多い。（　　）
②一度の射精で出る精子の数は数千万で，卵子の周囲に到達できるのは1つである。（　　）
③月経周期から排卵日を予想することができる。周期が28日の場合，排卵は月経の起こるおよそ14日前である。（　　）
④周期のある排卵や月経と違い，射精は性的な興奮や刺激で起こる。（　　）

ミスに注意 2 (2) 卵子と受精できる精子は通常1つ。

ぴたトレ 1 要点チェック

生殖機能の成熟②／性とどう向き合うか

時間 10分　解答 p.4

（　）にあてはまる語句を答えよう。

1 受精と妊娠

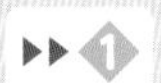

□(1) 膣内に放出された精子は，①（　　　）から卵管へと泳いでいく。このとき，排卵された卵子が卵管に達し，そこに精子がたどりつけば②（　　　）が起こる。

□(2) 受精した卵子(受精卵)は，細胞分裂しながら子宮へ運ばれた後に，子宮内膜に着いて発育を始める。これを③（　　　）という。

□(3) ③（　　　）した受精卵は，子宮内で養分を吸収して胎児に育っていく。赤ちゃんが生まれるまでの，女性の体内に胎児が宿っている状態を④（　　　）という。

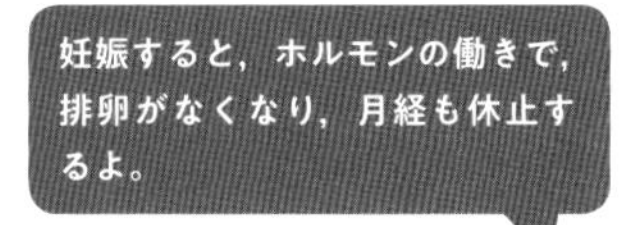

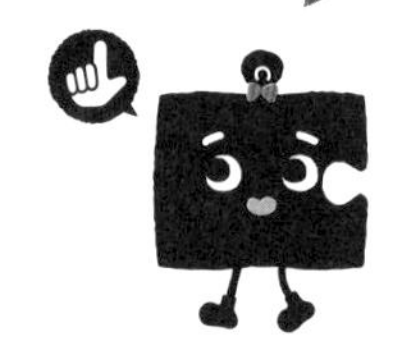

（　）にあてはまる語句を下から選び，記号で答えよう。

2 性意識の変化と性情報への対処と行動

□(1) 思春期は，性機能の成熟に伴い，①（　　　）に対する関心が高まるなどの②（　　　）にも変化が現れる。③（　　　）が強くなる傾向にあり，「体に触れてみたい」という④（　　　）が生じることもある。

□(2) ②（　　　）や④（　　　）は，大人に近づく思春期の自然な心の表れだが，個人差があるので，一時的な感情に流されず，男女ともに異性の心や身体に違いがあることを理解し，互いを⑤（　　　）した人間関係をつくることが重要である。

□(3) 現在，テレビや雑誌，インターネット，携帯電話の普及により，容易に⑥（　　　）が入手できるが，それらには正しい情報もあれば，中には不正確な情報や悪質な手口で中学生をだまそうとする情報もある。

□(4) (3)のため，自分にとって本当に必要でなおかつ正確な情報を選び，起こる結果を予測したうえで，理性をもって⑦（　　　）な行動をとる必要がある。

□(5) 不安に感じたときは，保護者や教師などの信頼できる大人に相談し，その⑧（　　　）を参考にすることも大切である。

㋐尊重　㋑性衝動　㋒助言　㋓性意識
㋔適切　㋕性情報
㋖異性　㋗性的欲求

親しく交際している相手に対して，身体的暴力や精神的な圧力，束縛などで相手を不快や不安な状態に追いこむことをDV（ドメスティック・バイオレンス）というよ。

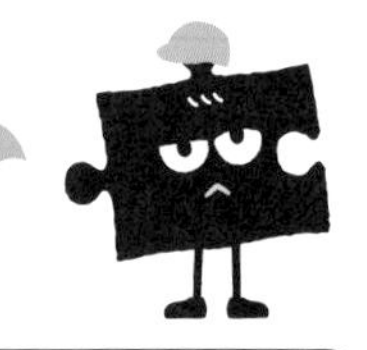

要点　卵子と精子が出会うことで受精が起こる。着床から出産するまでの状態を妊娠という。思春期の性意識の変化では，正しい情報を選択して，適切な行動をとることが大切。

生殖(せいしょく)機能の成熟②／性とどう向き合うか

時間 15分　解答 p.4

1 受精の仕組みを示した図がある。受精と妊娠について，次の各問いに答えなさい。 ▸▸ 1

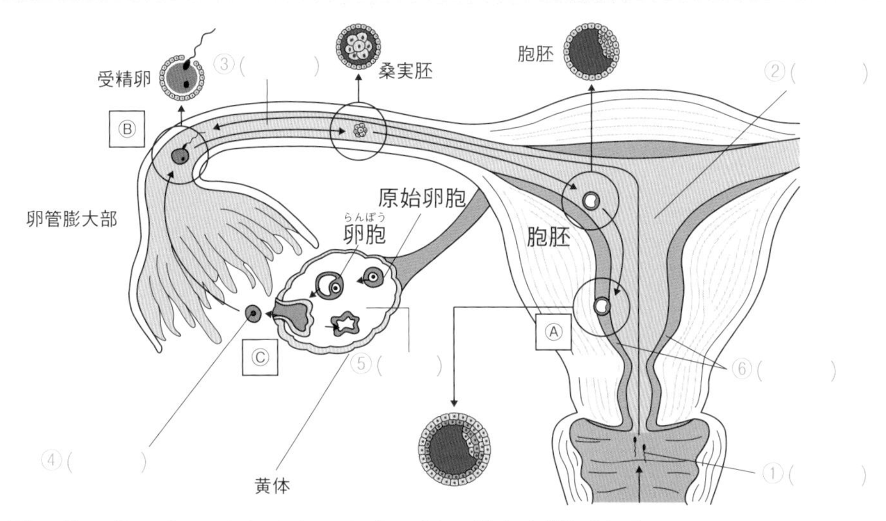

□(1) 上の図の①～⑥にあてはまるものを次の㋐～㋕から選びなさい。

㋐子宮内膜(ないまく)　㋑卵子　㋒精子　㋓卵管　㋔子宮　㋕卵巣(らんそう)

□(2) 次の文を参考に，Ⓐ～Ⓒの現象を下の㋐～㋔から選びなさい。

Ⓐ子宮に移動した受精卵が子宮内膜に取り込まれて発育を始める。（　　）

Ⓑ卵管の中にいた精子が卵子と結合する。（　　）

Ⓒ成熟した卵子が卵巣の外に出る。（　　）

㋐排卵(はいらん)　㋑着床(ちゃくしょう)　㋒月経(げっけい)　㋓受精　㋔射精(しゃせい)

□(3) 妊娠の過程の順にⒶ～Ⓒを並べ替(か)えなさい。

（　→　→　）

2 性の向き合い方について，次の問いに答えなさい。 ▸▸ 2

□ 次の文のうち正しいものには○を，間違(まちが)っているものには×を（　）に書きなさい。

①思春期に性や異性への関心が高まるが，性意識には個人差がある。（　　）

②異性の気持ちや幸せを思いやり，互(たが)いを尊重することが大切である。（　　）

③インターネット上にある性情報には間違っているものある。（　　）

④不安があるときは，インターネットで自分の情報を明(あ)かして不特定多数の人に相談する。（　　）

感情に流されず，気持ちや行動をコントロールすることが大切だよ。

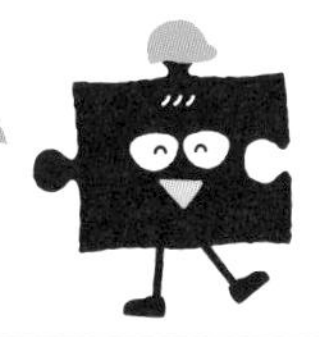

ミスに注意 1 (2) 月経は子宮内膜が剝(は)がれて体外に排出されること。

ヒント 2 性への正しい理解と行動は，相手のことをよく理解し，尊重する態度から導かれる。

ぴたトレ 1 要点チェック

心の発達

時間 10分　解答 p.4

(　　)にあてはまる語句を答えよう。

1 心の発達と大脳

▶▶1

□(1) 心とは①(　　　)の働きの1つであって，知的機能，情意機能，②(　　　)などが複雑に関わり合って成立している。

□(2) 思春期は大脳が急速に発達する時期であり，思考，感情，意思，積極性，③(　　　)など，よりよく生きていくために重要な働きをする，大脳の前頭葉の大部分をしめる④(　　　)の発達が著しい。

□(3) 大脳の最も外側の部分を⑤(　　　)といい，周囲の⑥(　　　)に適応してうまく生きていくための働きを担っている。この部分は，人間を含む⑦(　　　)が特に発達している。

□(4) 大脳は外部からの⑧(　　　)によって発達するが，人や社会と関わったり，読書，スポーツ，自然体験などさまざまな学習や経験を重ねたりすることで，脳の⑨(　　　)が複雑にからみあって発達し，心の働きも豊かになってくる。

2 知的機能と情意機能の発達

▶▶2

□(1) ①(　　　)を使う，物事を理解する，記憶する，判断する，推理する，考えるなどの働きを知的機能という。

□(2) 知的機能は，単に多くの言葉を覚えたり使ったりするのではなく，これらを使って他人に②(　　　)する，物事を推理する，自分で③(　　　)して問題を解決する，などの行為を重ねることで発達していく。

□(3) 心の働きである情意機能には，感情や④(　　　)などがある。

□(4) うれしい，悲しい，楽しい，などの気持ちを⑤(　　　)という。この気持ちは，さまざまな経験により豊かなものになっていき，⑥(　　　)が深まるにつれて相手の気持ちを理解したり，思いやったりするなど，状況や相手に応じた適切な表現が可能になる。

□(5) 目標をなし遂げるために努力する，我慢する，集中する，行動をコントロールする，といった心の働きを④(　　　)という。この働きは，自発的にさまざまなことに取り組み，⑦(　　　)や充実感，感動体験を重ねることで発達する。

感情の基本は，5歳頃までにつくられるよ。

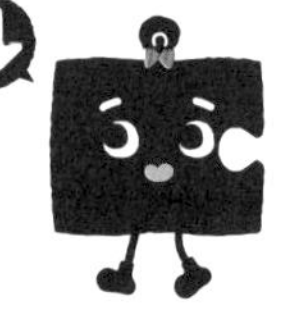

要点　大脳は心の働きをつかさどっている器官で，さまざまな刺激で発達する。心の働きには，自分で判断し考えるなどの知的機能や，感情や意思などの情意機能がある。

心の発達

時間 15分　解答 p.4

1 大脳の断面を示した図がある。大脳の働きについて，次の各問いに答えなさい。 ▶▶ 1

□(1) ①～④の大脳の各部の名称を次の㋐～㋓から選びなさい。
㋐脳幹　㋑大脳新皮質
㋒前頭前野　㋓小脳

□(2) Ⓐ～Ⓒのうち，思考や感情，意思，判断，積極性，創造性などを受け持つ部分はどれか。（　　　）

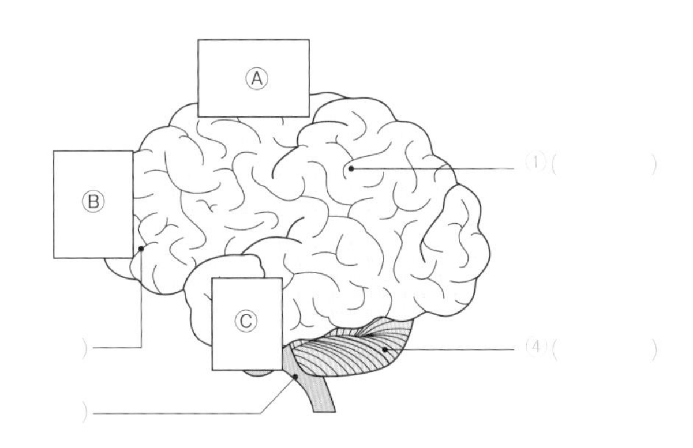

2 知的機能と情意機能について，次の各問いに答えなさい。 ▶▶ 2

□(1) 知的機能の発達について説明した文の，（　　　）にあてはまるものを下の㋐～㋕から選びなさい。
知的機能は，年齢や①（　　　）を重ねることで向上していく。そのうち，②（　　　）に対処する能力は，年齢とともに発達するが，③（　　　）を境にゆるやかに衰えていく。その一方で，知識や経験を基に対処する能力は，④（　　　）になっても保たれる傾向にある。
㋐新しいこと　㋑高齢　㋒経験　㋓青年期　㋔幼年期　㋕成人式

□(2) 感情の発達(分化)を新生児，乳児，2歳頃，5歳頃に区分して表した図がある。（　　　）にあてはまる語を次の㋐～㋙から選びなさい。

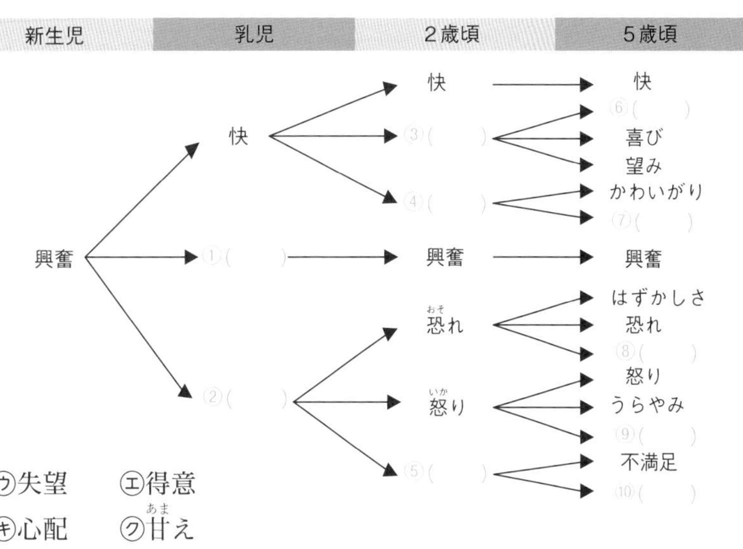

㋐興奮　㋑愛情　㋒失望　㋓得意
㋔喜び　㋕嫌い　㋖心配　㋗甘え
㋘不快　㋙不満

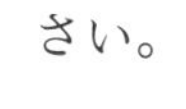

ヒント ❶ (2) よりよく生きていくために重要な働きをする部分。思春期に大きく発達する。

ぴたトレ 1 要点チェック

社会性の発達／自己形成

時間 10分　解答 p.4

(　)にあてはまる語句を答えよう。

1 社会性の発達と自立，友達とのつきあい

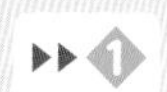

□(1) 自主性，①(　　　)，責任感などの社会生活を送るうえで必要な態度や②(　　　)の仕方を③(　　　)という。

□(2) 中学生の時期は，生活や行動の範囲(はんい)，④(　　　)などが広がり，さまざまな⑤(　　　)をするため，社会性が大きく発達する。

□(3) 社会性が発達するにつれて，人に頼(たよ)らず行動し，物事を自分で解決しようとする気持ちが強くなる。さらに，それまで無意識に大人に⑥(　　　)していた状態から抜(ぬ)け出して⑦(　　　)しようとする傾向(けいこう)が強くなる。

□(4) 友達とのつきあいは，楽しいだけではなく，悩(なや)んだりすることもあるが，さまざまな経験を積み重ね，⑧(　　　)ことで，人とのつきあい方を学んでいく。

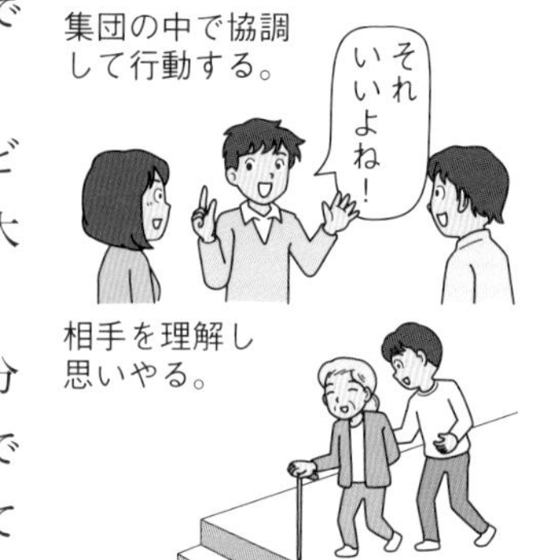

集団の中で協調して行動する。

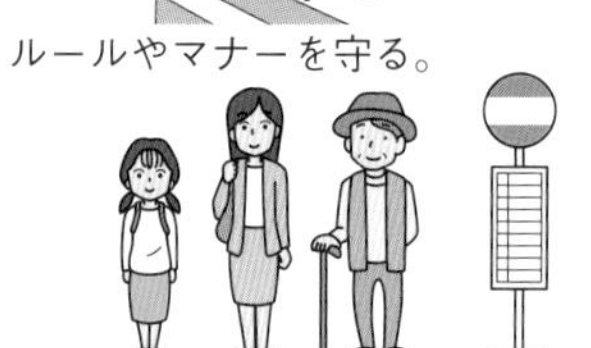
相手を理解し思いやる。

ルールやマナーを守る。

2 自己を見つめ，自己形成を促(うなが)す

□(1) ①(　　　)になると，自分自身を②(　　　)に見つめるようになり，他人との違(ちが)いや，他人にどう見られているかを強く意識するようになる。

□(2) 自分の実力を認識して理想の自分と③(　　　)の自分のギャップに思い悩むようになる一方で，自分の長所や将来の人生で大切にしたいこと，目標にしたいことについても考えられるようになる。

□(3) 自分なりの考え方や行動の仕方，生き方などが形作られていくことを④(　　　)という。

□(4) ④(　　　)は，さまざまなことを経験し，成功や⑤(　　　)，学びや悩みなどを繰り返すことで促される。

友達や大人などの多様な考えや生き方に触れることで，豊かな心を持った自己が築き上げられていくよ。

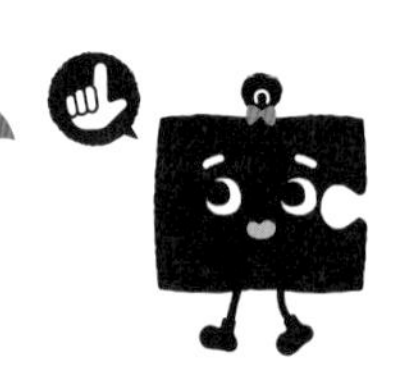

要点 社会生活をしていくうえで必要な態度や行動の仕方を**社会性**という。自分らしい考え方や行動の仕方がつくられていくことを**自己形成**という。

ぴたトレ 2 練習

社会性の発達／自己形成

時間 15分　解答 p.4

❶ 社会性の発達について，次の各問いに答えなさい。 ▶▶ 1

□(1) 次の㋐～㋔の文のうち，社会性の例としてふさわしくないものを２つ選びなさい。
(　　　　)

㋐クラスでの発表の際，気を配りながら自分の気持ちや意見を述べた。
㋑社会のマナーやルールを守って行動した。
㋒自ら進んで，○○係として自分の役割を果(は)たした。
㋓知らなかった単語をたくさん覚えた。
㋔失敗したことを分析(ぶんせき)して，成功につなげた。

□(2) 次の表は，自分の気持ちをうまく伝えるポイントをまとめたもの。あてはまるものを下の㋐～㋔から選びなさい。

言葉で伝えるポイント	表情や身振り(みぶ)で伝えるポイント
①(　　　　)をいう。	その場に合った声の大きさで話す。
代わりの案や②(　　　　)を示す。	相手の④(　　　　)を見て話す。
自分の感情や③(　　　　)を述べる。	⑤(　　　　)をつけて話す。

㋐表情　㋑目　㋒理由　㋓条件　㋔意見

❷ 自己形成について，次の問いに答えなさい。 ▶▶ 2

□ 次の各文について，正しいものには○を，間違っているものには×を(　　)に書きなさい。
①自分なりの考え方や行動の方法が形づくられていくことを自己形成という。(　　)
②思春期には，自分自身を見つめるもう一人の自分が育っている。(　　)
③自分自身を冷静に見つめることは，心の発達のうえで大きな意味を持っている。(　　)
④自分らしさを築いていくためには，ありのままの自分を知り，長所のみを受け入れることが大切。(　　)
⑤中学生のときだけに短い期間に自己形成が行われる。(　　)

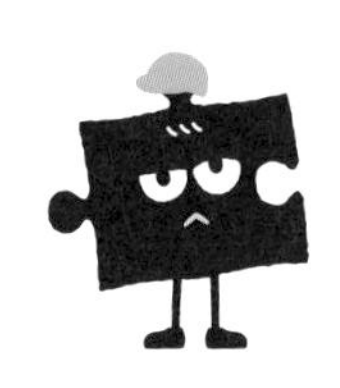

ヒント ❶ (1) 自主性や協調性，責任感のある態度や行動が社会性。

ミスに注意 ❷ 自己形成では，自分のよいところも悪いところも含めて「自分が好きだ」と思えることが大切。

ぴたトレ
1
要点チェック

欲求不満やストレスへの対処

時間 10分　解答 p.4

(　　)にあてはまる語句を答えよう。

1 心と体の関わりと欲求の発達

▶▶ 1

□(1) 心(大脳)が不安や①(　　　　)などを感じると，その刺激が神経や②(　　　　)によって体の諸器官まで伝わり，さまざまな変化が現れる。

□(2) 何かをしたい，何かが欲しいという心の働きを③(　　　　)という。③(　　　　)の種類や強さには個人差がある。

□(3) ③(　　　　)には，生命を維持するための④(　　　　)的欲求と，社会生活の中で発達する⑤(　　　　)的欲求がある。

□(4) 思春期になると⑥(　　　　)な欲求に目覚めるほか，⑦(　　　　)に認められたい，自分の能力を発揮したいという欲求が高まったり，欲しいものが増えたりするなど，③(　　　　)は複雑かつ⑧(　　　　)になるが，これは心身の発達で生じる自然なことである。

2 欲求不満とストレスへの対処

▶▶ 2

□(1) 欲求を実現するために行動し，その欲求が満たされると，人は満足して心は安定する。しかし，欲求が満たされないと，いら立ちや悲しみなどの感情が起こり，①(　　　　)(フラストレーション)の状態に陥る。

□(2) 心の健康を保つには，自分の気持ちと周囲の状況を②(　　　　)に見つめ，適切に対処することが必要である。

□(3) 欲求の実現が困難だったり，自分勝手な欲求だったりした場合は，③(　　　　)を切り替えたり，ときには④(　　　　)したりすることも有効である。

□(4) 周囲の環境や人間関係，体の疲労などによって，心身に負担がかかっている状態を⑤(　　　　)といい，⑤(　　　　)の原因となるものを⑥(　　　　)という。

□(5) ⑦(　　　　)なストレスは心身の健康を損なうことがあるが，⑧(　　　　)なストレスは，心身の発達にはむしろ必要なものといえる。

□(6) ストレスに対処するには，根本的な⑨(　　　　)を取り除くことである。そのほか，信頼のできる大人や友達などに⑩(　　　　)することや規則正しい生活をすることなども有効で，自分に合った対処方法を選ぶとよい。

ストレスに適切に対処するには，
ストレスのサインを見逃さないこと。

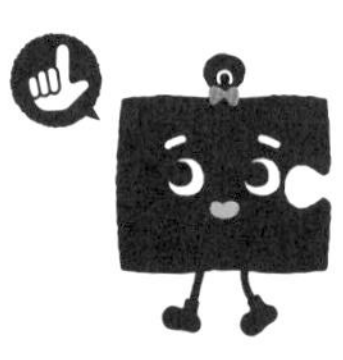

要点　欲求不満やストレスを感じることで，心身に悪影響を及ぼすこともある。気持ちの切り替えや相談などの適切な対処によって，心身の調和を保つことが大切。

欲求不満やストレスへの対処

時間 15分　解答 p.4

1 心と体の関わりと欲求不満について，次の各問いに答えなさい。 ▸▸ 1

□(1) 心と体の関わりを示した図がある。(　　)にあてはまるものを次の㋐～㋓から選びなさい。

㋐神経　㋑緊張　㋒大脳　㋓痛み

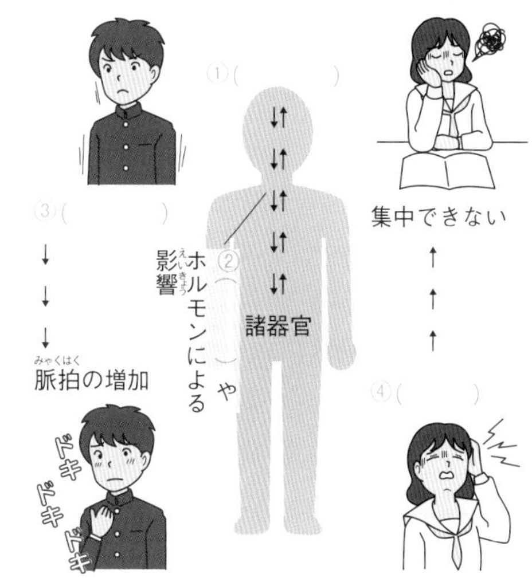

□(2) 次の欲求の例を示した語句のうち，生理的欲求にはA，社会的欲求にはBを(　　)に記入しなさい。

㋐眠りたい (　　)
㋑グループに入りたい (　　)
㋒休みたい (　　)
㋓自分の能力を発揮したい (　　)
㋔愛されたい (　　)

2 欲求不満やストレスについて，次の各問いに答えなさい。 ▸▸ 2

□(1) 欲求不満が起こったときにみられる行動について，あてはまるものを下の㋐～㋖から選びなさい。

欲求を実現させるために①(　　)するが，難しい場合には②(　　)から逃避したり，③(　　)のせいにしたりするばかりでなく，物や自分を④(　　)することもある。

㋐他人　㋑努力　㋒現実　㋓攻撃　㋔自分　㋕理想　㋖防御

□(2) ストレス対処の方法として望ましいものに○を，望ましくないものには×を(　　)に書きなさい。

①他人に相談せず，自分ひとりで解決する。 (　　)
②趣味に没頭したり，好きな音楽を聞くなどしたりして気分転換をする。 (　　)
③軽い運動や散歩，ストレッチなどをして心身をリラックスさせる。 (　　)
④原因を冷静に考えて，先生など信頼できる人に相談する。 (　　)
⑤見方や考え方を変えて，前向きに捉える。 (　　)
⑥あまり関係のない人を見つけて，当たり散らす。 (　　)

ストレッサーが避けられない場合は，距離をとったり見方を変えたりして，その受けとめ方を変えてみよう。

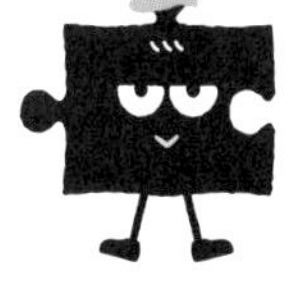

ヒント 1 (2) 生理的な欲求は生命に関わること。社会的な欲求は人間関係や自身の成長に関わること。

心身の発達と心の健康

時間30分　／100点　合格70点　解答p.4

1 体と循環器の発育・発達について，次の各問いに答えなさい。 25点

□(1) 異なった発育の仕方をする体の各器官を説明した次の①～④にあてはまる器官を下の㋐～㋗から２つずつ選びなさい。また，それぞれの器官の発育の仕方を表すグラフを右のＡ～Ｄから選びなさい。

■各器官の発達の仕方

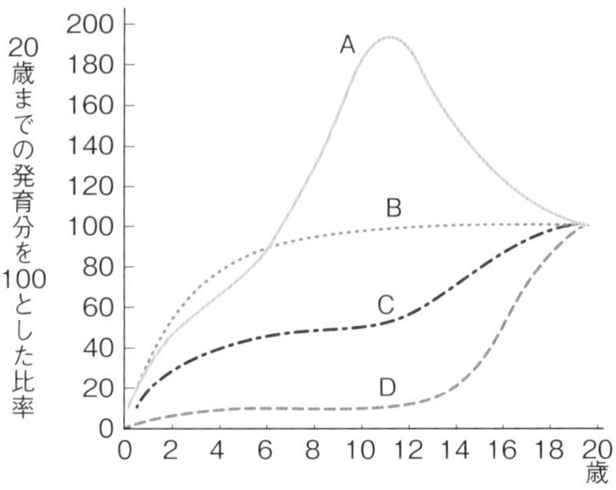

①生殖機能をもつ器官
②神経細胞でできている器官
③病原体から体を守る働きをする器官
④呼吸器官や循環器官

㋐心臓　㋑脳　㋒肺　㋓精巣
㋔胸腺　㋕脊髄　㋖卵巣　㋗へんとう

□(2) 記述 Ａさんは安静時脈拍数が66回，１回の拍出量が75mL。Ｂさんは安静時脈拍数が50回，１回の拍出量が99mLになっている。どちらが陸上競技の長距離選手か，その理由も含めて下の語句を使って説明しなさい。思

Aさん	安静時脈拍数66回・1回の拍出量75mL
Bさん	安静時脈拍数50回・1回の拍出量99mL

語句【　持久力　高める　循環器　発達　拍出量　脈拍数　】

2 生殖機能の成熟について，次の問いに答えなさい。 24点

□ 次の表の（　）にあてはまるものを下の㋐～㋙から選びなさい。

	女子	男子
思春期の体の変化	下垂体から性腺刺激ホルモンが分泌され，①（　）が発達する。②（　）の働きで乳房が大きくなる。	下垂体から性腺刺激ホルモンが分泌され，③（　）が発達する。④（　）の働きでひげが濃くなる。
生殖機能の成熟	成熟した⑤（　）を周期的に卵巣外に出す，排卵が起こる。	精巣でつくられた⑥（　）を尿道から体外に出す，射精が起こる。
受精・妊娠	子宮を目指して進む精子が，⑦（　）で卵子と結合し，受精卵となる。受精卵が子宮内膜に⑧（　）し，妊娠する。	

㋐精子　㋑着床　㋒女性ホルモン　㋓卵巣　㋔男性ホルモン
㋕卵子　㋖精巣　㋗卵管　㋘月経　㋙受精

成績評価の観点　技…健康・運動に関する技能　思…健康・運動に関わる思考・判断・表現

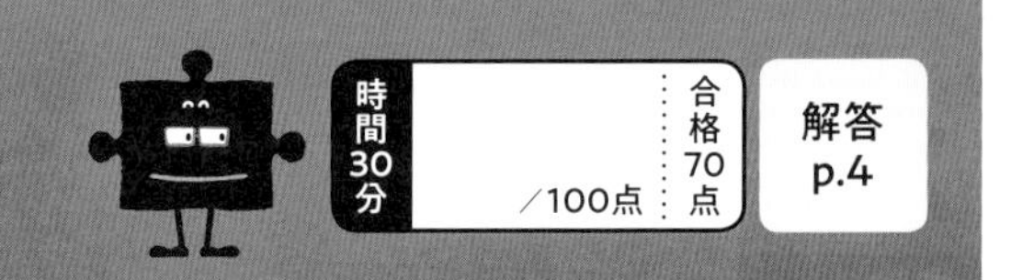

❸ 心の発達について，次の各問いに答えなさい。 24点

□(1) 次の各文は，何について説明したものか。下の㋐～㋔から選びなさい。

①言葉を使う，記憶する，物事を理解する，判断するなどの働き。

②うれしい，楽しい，悲しい，つらい，といった心の働き。

③自主性，協調性，責任感など，人間関係を築くために必要な態度や行動の仕方。

④自分の行動を決定し，何かをなし遂げようとするときの心の働き。

⑤感情や意思などの心の働きをまとめたもの。

㋐社会性　㋑知的機能　㋒情意機能　㋓意思　㋔感情

□(2) 自立について説明した文がある。下線部①～③で間違っているのはどれか。

①<u>思春期になると親や周囲の大人からの自立が始まる。</u>②<u>この時期は親に対して反抗的な態度を取りがちになる。</u>③<u>自立の心が育つと，すぐに自立できる。</u>

❹ 欲求不満やストレスの対処について，次の各問いに答えなさい。 27点

□(1) 次の各文の(　)から正しいものを，選びなさい。

①心が不安や緊張を感じると，神経や（㋐ホルモン　㋑下垂体）によって，体の器官に伝わり，さまざまな影響が現れる。

②（㋒リラックス　㋓緊張）すると，心拍数が増えたり，汗をかいたりする。

③欲求不満への対処には，気持ちの切り替えやリラクセーションの方法の実行，ときには（㋔迷惑をかける　㋕我慢する）ことも必要。

□(2) ストレスが原因で起こる①～⑥の症状について，それぞれ「体に表れる」ものにはA，「心に現れる」ものにはB，「行動に現れる」ものにはCを記入しなさい。

①くよくよする　②物にあたる　③周りの人を攻撃する

④頭が痛くなる　⑤やる気が出ない　⑥腹痛や下痢が起こる

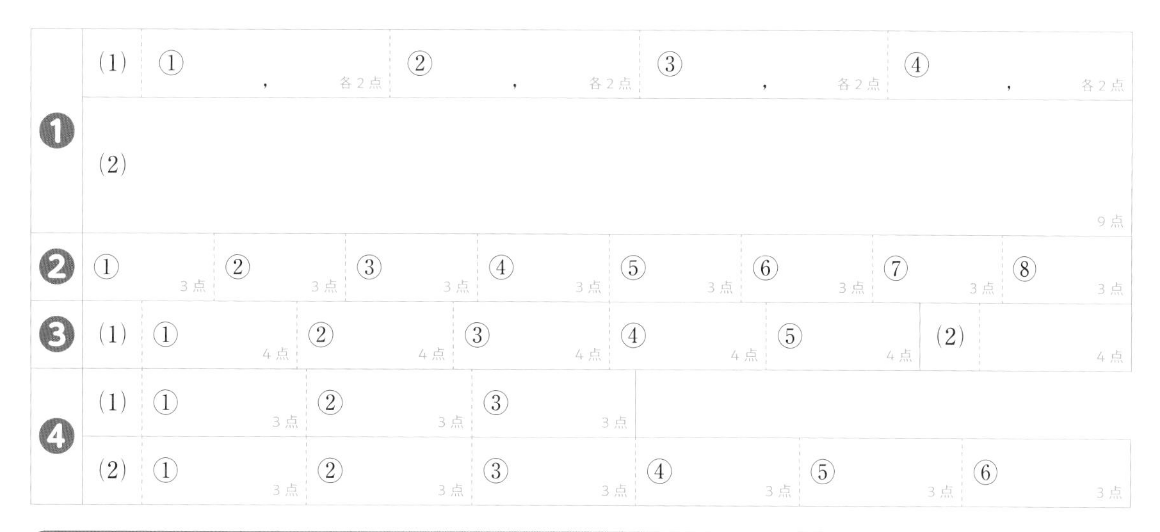

❶	(1)	① ，各2点	② ，各2点	③ ，各2点	④ ，各2点				
	(2)	9点							
❷	① 3点	② 3点	③ 3点	④ 3点	⑤ 3点	⑥ 3点	⑦ 3点	⑧ 3点	
❸	(1)	① 4点	② 4点	③ 4点	④ 4点	⑤ 4点	(2) 4点		
❹	(1)	① 3点	② 3点	③ 3点					
	(2)	① 3点	② 3点	③ 3点	④ 3点	⑤ 3点	⑥ 3点		

定期テスト予報　体がどのように発育・発達するか，生殖器や受精に関する用語とその仕組みがよく出ます。欲求不満やストレスへの対処法も押さえておきましょう。

ぴたトレ 1

要点チェック

生活習慣病とその予防①

時間 10分 解答 p.5

(　)にあてはまる語句を答えよう。

1 生活習慣病とは

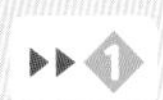

□(1) 運動不足や①(　　　　)の乱れ，過度の飲酒，喫煙など日常の不適切な生活習慣が，発症や病状の進行に深く関係している病気を②(　　　　)という。

□(2) 日本人の死因の多くを占める，がん，心臓病，③(　　　　)などの病気は，日常の不適切な生活習慣と関わりが深い。

□(3) また，近年は④(　　　　)の頃から生活習慣病になる例も増えてきている。

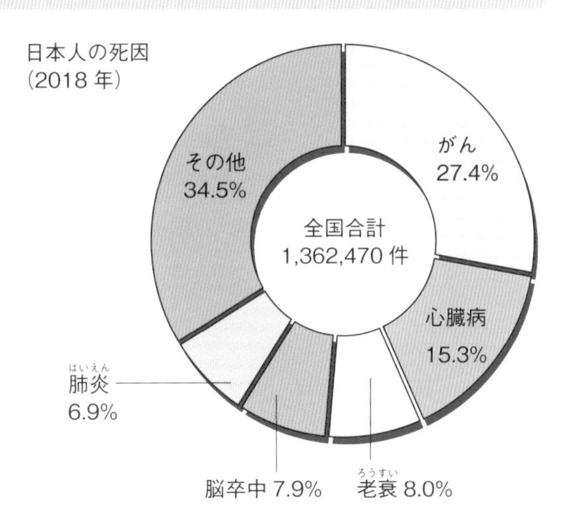

1981年以降，がんは日本人の死因の第1位にずっとなっているよ。

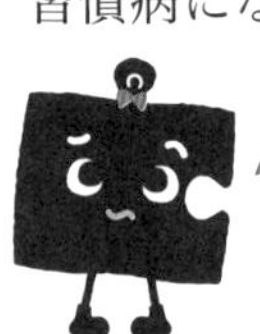

2 循環器の病気

□(1) 動物性①(　　　　)の多い食事，運動不足などは，②(　　　　)につながる。

□(2) ②(　　　　)とは，動脈の内側の壁に③(　　　　)などの脂肪が厚くたまって，血管が弾力を失い，④(　　　　)くもろくなる状態のことである。

□(3) 塩分が多い食事をとり続けたり，心身にストレスが過剰に蓄積されたりすると，⑤(　　　　)を引き起こす。この病気は，動脈にかかる⑥(　　　　)が異常に高くなる症状が見られる。

□(4) ②(　　　　)や⑤(　　　　)は，さらに重い心臓病や⑦(　　　　)につながる。心臓病には，心臓の筋肉に血液を送り込む血管が狭くなる⑧(　　　　)と，血管が詰まることで起こる⑨(　　　　)などがある。⑦(　　　　)には，脳に血液を送る血管が詰まってしまう⑩(　　　　)と，脳の血管が破れてしまう⑪(　　　　)がある。⑦(　　　　)になると，体のまひが生じたり，意識を失ったり，死の危険が高まったりする。

コレステロールには，健康に害を及ぼしやすいLDLコレステロールと，健康によい働きをするHDLコレステロールがあるよ。

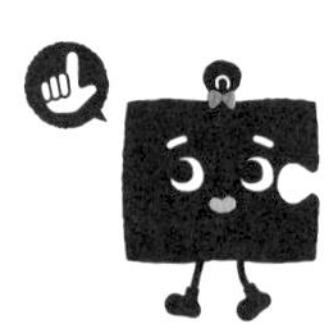

要点
生活習慣が発症や進行に関係している病気を生活習慣病という。
動脈硬化や高血圧は，心臓病や脳卒中を引き起こす原因になる。

生活習慣病とその予防①

時間 15分　解答 p.5

1 生活習慣病の進行を表した図を見ながら，次の各問いに答えなさい。 ▶▶ 1

□(1) 次の①～⑥にあてはまるものを下の㋐～㋕から選びなさい。

Ⓐ(　　　)
●食生活の乱れ
●①(　　　)
●睡眠不足
●ストレスの多い生活
●喫煙
●飲酒　など
●②(　　　)
●脂質異常
●高血糖
●肥満
Ⓑ(　　　)
●高血圧症
●③(　　　)
●糖尿病
●肥満症
④(　　　)
Ⓒ(　　　)
●⑤(　　　)(狭心症，心筋梗塞)
●脳卒中(⑥(　　　))
●糖尿病の合併症
●がん　など

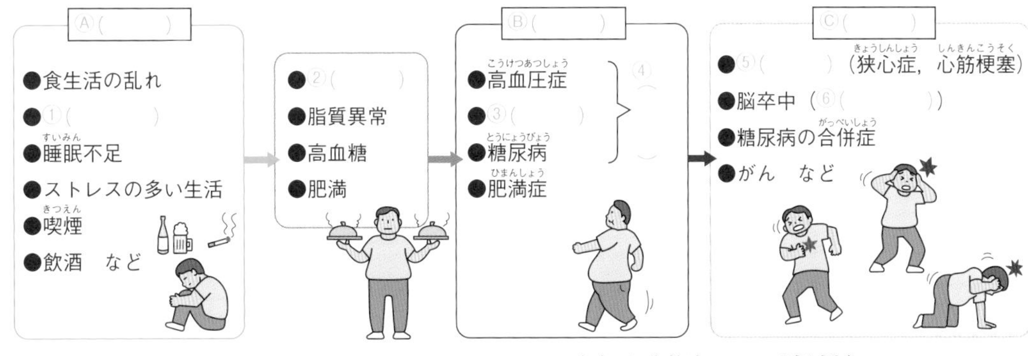

㋐心臓病　㋑高血圧　㋒運動不足　㋓脂質異常症　㋔脳梗塞，脳出血
㋕動脈硬化

□(2) 上のⒶ～Ⓒの状態にあてはまるものを次の㋐～㋒から選びなさい。
㋐生活習慣病　㋑重い症状　㋒生活習慣

2 循環器の病気について，次の各問いに答えなさい。 ▶▶ 2

□(1) 動脈硬化の血管を表した図がある。①，②にあてはまるものを次の㋐～㋓から選びなさい。
㋐柔らかくなる
㋑コレステロール(脂肪)
㋒硬くなる
㋓たんぱく質

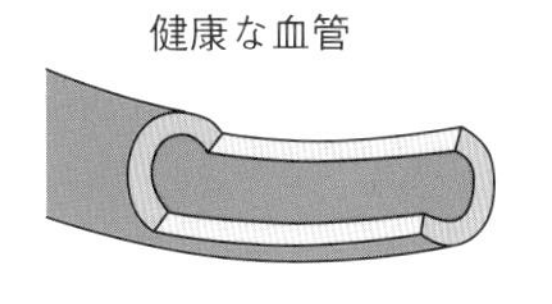

□(2) 心臓病と脳卒中を表した図がある。③～⑥にあてはまる病名を次の㋐～㋓から選びなさい。
㋐心筋梗塞
㋑脳梗塞
㋒狭心症
㋓脳出血

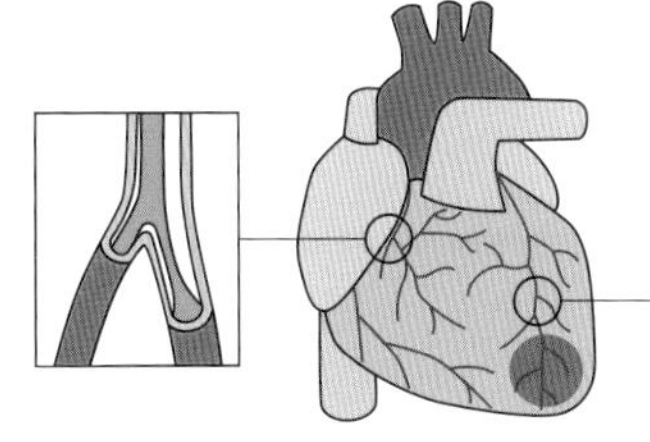
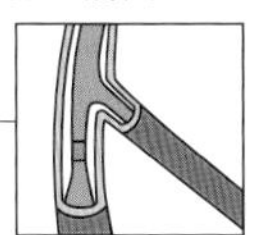

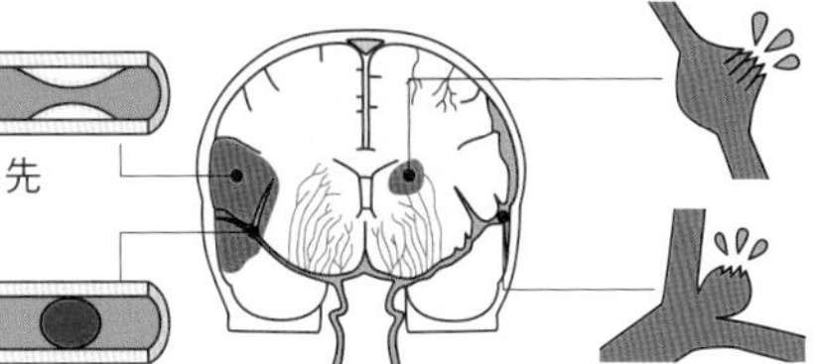

ヒント 2 (2)「梗塞」の意味は「ふさがって通じなくなること」。

ぴたトレ 1

要点チェック

生活習慣病とその予防②

時間 10分　解答 p.5

(　)にあてはまる語句を答えよう。

1 糖尿病と歯周病

□(1) 食べすぎによるエネルギー過多や運動不足，①(　　　)などは，糖尿病を引き起こす。

□(2) 糖尿病になると，血液中の②(　　　　)が異常に多くなって，血管に負担がかかるようになる。糖尿病が進行すると，心臓病や脳卒中のほか，③(　　　)や目，血管，神経の障害など，さまざまな病気がみられるようになる。

□(3) 歯磨きの不適切な習慣や磨き方，④(　　　)のとりすぎ，喫煙などは⑤(　　　)につながる。

□(4) 歯の表面に食べかすが付着したままだと，歯と歯ぐきの間に歯周ポケットができ，⑥(　　　)がたまりやすくなる。

□(5) ⑥(　　　)は虫歯の原因になるだけでなく，⑦(　　　)の炎症を引き起こし，⑤(　　　)が進行すると歯が抜け落ちることもある。

糖尿病になった人は，歯周病になりやすいことがわかっているよ。

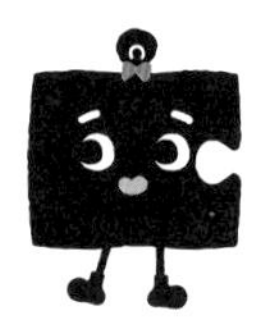

2 生活習慣病の予防

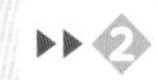

□(1) 生活習慣病は，運動不足やかたよった食事，極端な痩せや肥満を避け，日常の①(　　　　)を望ましいものに改善して健康を維持・増進するとともに，②(　　　)そのものを防ぐことが重要である。

□(2) 生活習慣病は，初期の段階では③(　　　　)がないので，定期的な検査を行い，④(　　　　)・早期治療を行うことが大切である。

□(3) 現代社会では，⑤(　　　)生活の乱れや運動不足，ストレスが起こりやすい。

□(4) (3)のため，健康的な生活習慣を身に付けるには，各個人が意識的に取り組むとともに，それを支える⑥(　　　)的環境の整備も重要である。

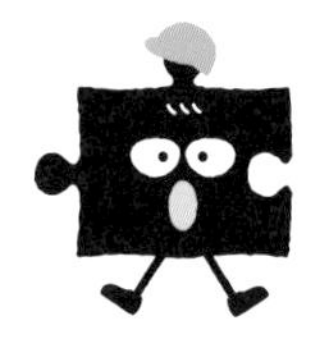

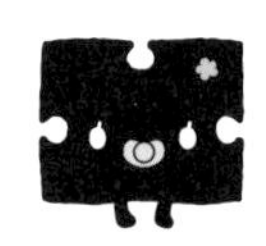

主な生活習慣病の特徴や実態，原因や予防法を理解しよう。

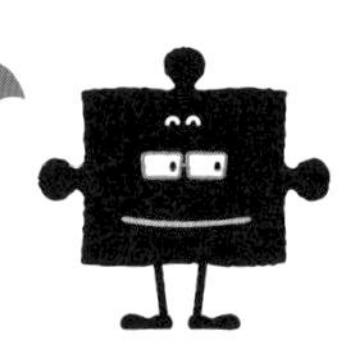

要点 生活習慣病には糖尿病や歯周病もある。生活習慣病は自覚症状がないまま進行する。予防のためには生活習慣を改善し，検査による早期発見・早期治療が大切。

生活習慣病とその予防②

時間 15分　解答 p.5

1 糖尿病と歯周病について，次の各問いに答えなさい。 ▶▶1

□(1) 糖尿病の説明を示した文の内容が正しいものには○を，間違っているものには×を(　　)に書きなさい。

①運動不足やエネルギーのとりすぎなどが糖尿病につながる。(　　)

②日本で糖尿病の疑いのある人は約5,000万人とされている。(　　)

③糖尿病になる人は必ず生活習慣と関係している。(　　)

④血管に負担がかかる糖尿病は，目や血管などにさまざまな病気を引き起こす。(　　)

□(2) 歯周病の進行を示した図がある。(　　)にあてはまる語句を下の㋐～㋔から選びなさい。

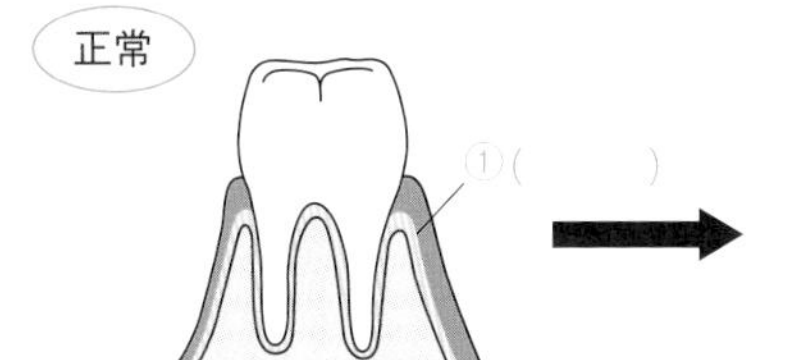

歯肉は引き締まって，淡いピンク色をしている。

Ⓐ(　　)　②(　　)　歯周ポケット

歯肉が赤く腫れる。歯と歯肉の間に歯周ポケット（隙間）ができる。血やうみが出ることもある。

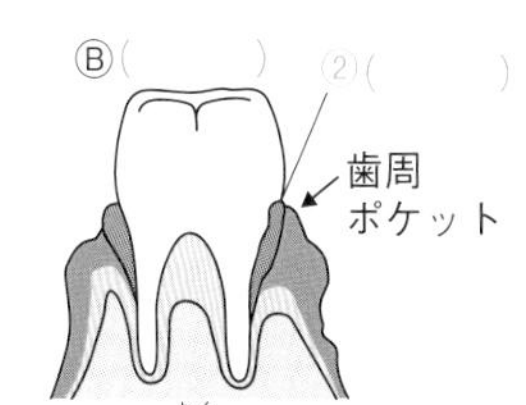

歯周ポケットの奥まで③(　　)が進み，歯を支える骨が溶けて歯がぐらつき歯根が見えるようになる。④(　　)もある。

㋐炎症　㋑歯垢　㋒歯肉　㋓歯が抜けること　㋔インプラント

□(3) (2)のⒶとⒷの状態を何というか。次の㋐～㋔から選びなさい。

㋐歯周病　㋑虫歯　㋒歯肉炎　㋓親知らず　㋔顎関節症

2 生活習慣病の予防について，次の問いに答えなさい。 ▶▶2

□ メタボリックシンドロームについて説明した次の文の(　　)にあてはまるものを下の㋐～㋔から選びなさい。

近年，①(　　)やその周辺にたまった，いわゆる内臓脂肪が②(　　)の発症に深く関わっていることがわかってきた。内臓脂肪の蓄積に加えて，③(　　)・高血糖・脂質異常のうち，2つ以上があてはまる状態を④(　　)(内臓脂肪症候群)と呼んでいる。④(　　)の状態かどうかは，⑤(　　)，血圧，血液検査などで判別する。

㋐生活習慣病　㋑内臓　㋒腹囲

㋓高血圧　㋔メタボリックシンドローム

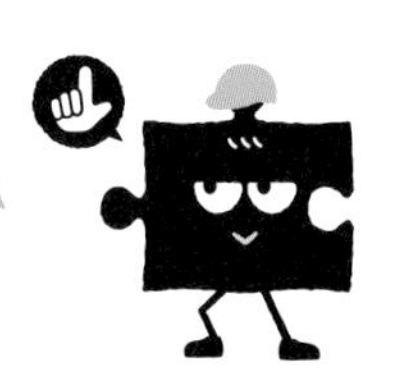

メタボリックシンドロームになると，生活習慣病になる危険性が高くなるよ。

ヒント 1 (1) 糖尿病が疑われる人は日本人の6人に1人の割合。糖尿病には主に自己免疫により起こるものもある。

ぴたトレ 1 要点チェック

がんとその予防

時間 10分　解答 p.5

(　　)にあてはまる語句を答えよう。

1 がんについて

▶▶1

□(1) がんは，正常な細胞の①(　　　　)がきずつき，がん細胞に変化して急激に増殖し，胃や腸，肺，肝臓など体のさまざまな②(　　　　)の働きを妨げる病気である。

□(2) 喫煙や飲酒，③(　　　　)の多い食事，④(　　　　)・果物の不足した食事を続けていると，がんを引き起こす危険が高まる。

□(3) ⑤(　　　　)による細胞の変化もがんの要因の１つで，日本人の約２人に１人が，一生のうちに一度はがんになるといわれている。

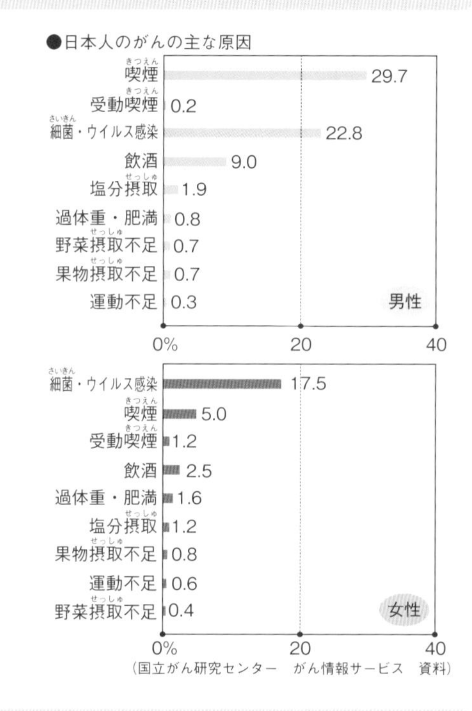

がんは，ほぼすべての臓器に発生する可能性があるよ。

2 がんの予防

□(1) 喫煙や過度の飲酒，運動不足など，がんになる要因の①(　　　　)を見直すことが，がんの予防に有効である。

□(2) がんの要因の１つの細菌や②(　　　　)は，検査により感染がわかれば，③(　　　　)などの対処が可能になる。

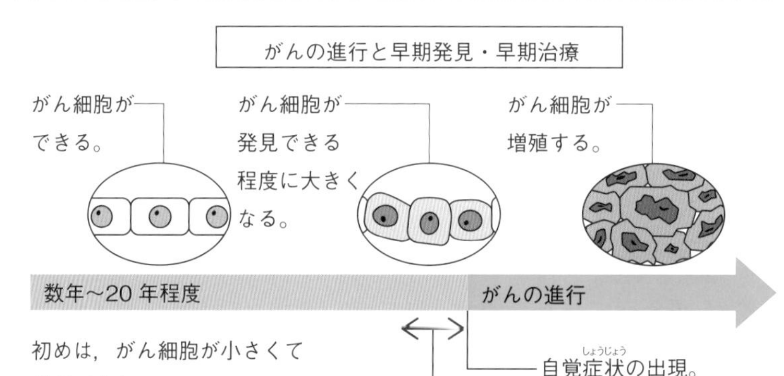

□(3) がんは④(　　　　)がないまま進行するため，⑤(　　　　)などで⑥(　　　　)し，進行を遅らせるなどの早期治療が大切である。

要点 がんの主な原因は生活習慣や細菌・ウイルスなど。生活習慣を整え，がん検診などで早期発見・早期治療をすることで，治る可能性が高くなる。

ぴたトレ 2 練習

がんとその予防

時間 15分 解答 p.5

1 がんがどのような病気なのかについて，次の各問いに答えなさい。 ▶▶ 1

□(1) がんができる仕組みを説明した図がある。正しい順になるようにⒶ～Ⓓを並べ替えなさい。

(→ → →)

□(2) ( )にあてはまる語句を次の㋐～㋓から選びなさい。

㋐増殖　㋑遺伝子
㋒免疫　㋓がん化

Ⓐ ①( )にきずがつき，異常な細胞ができる。

通常は②( )の働きで，異常な細胞はなくなる。

Ⓑ 正常な状態

Ⓒ がん細胞が③( )する。

Ⓓ 異常な細胞が④( )する。

2 がんの予防について，次の各問いに答えなさい。 ▶▶ 2

□(1) がんの予防について説明した次の文の( )にあてはまるものを下の㋐～㋕から選びなさい。

がんは①( )を受けて，早期発見をすることで，治る可能性が高くなる。現在，がんの治療には主に②( )(手術)，③( )(抗がん剤)，④( )の3つの方法がある。がんの治療を受けながら，学校や仕事を続けている人などもいる。がんへの正しい理解を持つことで，誰もが⑤( )社会につながる。

㋐暮らしやすい　㋑化学的治療　㋒がん検診
㋓外科的治療　㋔放射線治療　㋕暮らしにくい

□(2) がんの危険性を減らす健康習慣にあてはまらないものを次の㋐～㋕から選びなさい。

( )

㋐適度な飲酒　㋑禁煙　㋒食生活の見直し
㋓適正な体重を維持する　㋔偏りのある食事　㋕運動をする

ヒント 2 (2) がんの原因となる生活習慣を正していくことが，がんの危険性を減らすことにつながる。

ぴたトレ 1 要点チェック

喫煙（きつえん）や飲酒と健康

時間 10分　解答 p.5

(　)にあてはまる語句を答えよう。

1 喫煙の健康への影響（えいきょう）

▶▶1

□(1) たばこの煙（けむり）には，①(　　　)，一酸化炭素，タール，シアン化物など200種類を超（こ）える②(　　　)が含（ふく）まれる。

□(2) たばこを吸うと，毛細血管の③(　　　)，血圧の④(　　　)，酸素運搬（うんぱん）能力の低下，せき，心臓への負担（ふたん）などの急性影響（えいきょう）が現れる。ニコチンには⑤(　　　)があり，喫煙が習慣になってしまうとやめるのが難（むずか）しくなる。

□(3) 長期間喫煙を続けると，がんや⑥(　　　)(COPD)などにかかりやすくなる。

□(4) 心身が発育・発達する時期は喫煙の影響を受けやすく，依存症（いぞんしょう）に陥（おちい）りやすい。また，⑦(　　　)年齢（ねんれい）が早いと喫煙期間も長くなり健康への影響が大きくなるため，20歳（さい）未満の喫煙は⑧(　　　)で禁じられている。

□(5) 喫煙者自身がたばこから吸う煙を⑨(　　　)，たばこの先から出る煙を⑩(　　　)といい，どちらも有害物質を含むが，⑩(　　　)のほうがより多く含んでいる。

□(6) 喫煙者のそばにいる人が，たばこの煙を吸い込（こ）むことを⑪(　　　)という。

□(7) 妊婦（にんぷ）の喫煙は⑫(　　　)の発育に悪影響を及（およ）ぼしたり，⑬(　　　)の危険を高めたりするので望ましくない。

2 飲酒の健康への影響

▶▶2

□(1) 酒の主な成分は①(　　　)(エチルアルコール，エタノール)である。①(　　　)には麻酔（ますい）作用があり，脳や②(　　　)の働きを妨（さまた）げ，思考力や③(　　　)，運動機能などを低下させる。

□(2) ①(　　　)は④(　　　)で分解されるが，その能力には個人差や限界があり，分解時には有害な⑤(　　　)ができるため，許容量（きょようりょう）を超（こ）えると⑥(　　　)濃度（のうど）が異常に上がり，心身の働きにさまざまな悪影響が現れる。また，一気飲みなど短時間での大量飲酒は，⑦(　　　)を起こす。

□(3) ①(　　　)には⑧(　　　)があり，多量の飲酒を続けると飲酒がやめられない⑨(　　　)になることがある。

□(4) 心身の発育・発達期には，①(　　　)の悪影響を強く受ける。早期の飲酒開始は⑩(　　　)などさまざまな器官に障害が起こりやすく，依存症にもなりやすいので，⑪(　　　)の飲酒は法律で禁止されている。

要点 たばこに含まれるニコチンと酒類に含まれるアルコールには依存性があり，心身にさまざまな悪影響を及（およ）ぼすため，発育・発達期の20歳（さい）未満は法律で禁止されている。

喫煙や飲酒と健康

時間 15分　解答 p.6

1 喫煙の健康への影響について，次の各問いに答えなさい。 ▶▶1

□(1) たばこの煙の中に含まれる主な有害物質についてまとめた表がある。(　　　)にあてはまるものを下の㋐～㋕から選びなさい。

有害物質	①(　　　)	③(　　　)	④(　　　)
悪影響	血管の②(　　)，依存性がある。	発がん性物質を多く含む。	⑤(　　)の運搬能力の低下，血管をきずつける。

㋐収縮　㋑タール　㋒ニコチン　㋓酸素　㋔一酸化炭素　㋕窒素

□(2) 次の文のうち正しいものには○を，間違っているものには×を(　　)に書きなさい。

①たばこの主流煙と副流煙には，多くの有害物質が含まれている。(　　)

②喫煙しなければ，20歳未満でもたばこを買うことはできる。(　　)

③受動喫煙とは，喫煙者からたばこをもらって喫煙することである。(　　)

④妊婦の喫煙は，胎児の発育に悪影響を及ぼすことがある。(　　)

2 飲酒の健康への影響について，次の各問いに答えなさい。 ▶▶2

□(1) 飲酒の心身への影響についてまとめた表がある。(　　　)にあてはまるものを下の㋐～㋖から選びなさい。

血中アルコール濃度	0.02～0.15%	0.16～0.30%	0.31～0.40%	0.41～0.50%
脳の状態	①(　　)をつかさどる部分が少しまひする。	小脳がまひして，②(　　)が低下する。	③(　　)をつかさどる部分がまひする。	④(　　)がまひする。
酔いの状態	気が大きくなる。立つとふらつく。	⑤(　　)。吐き気がする。	⑥(　　)。意識がはっきりしない。	⑦(　　)を失う。死亡することもある。

㋐記憶　㋑理性　㋒脳全体　㋓足がフラフラになる

㋔運動機能　㋕まともに立てない　㋖意識

□(2) アルコール依存症や過度の飲酒が引き起こす影響について，あてはまるものを次の㋐～㋔から３つ選びなさい。(　　，　　，　　)

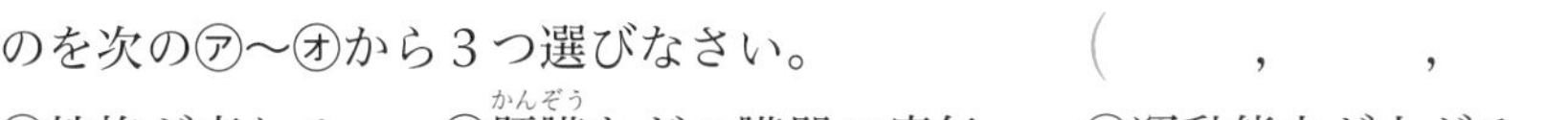

㋐性格が変わる　㋑肝臓などの臓器の病気　㋒運動能力が上がる

㋓手足の震え　㋔仕事や人間関係が良好になる

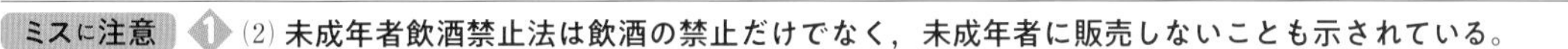

ミスに注意 1 (2) 未成年者飲酒禁止法は飲酒の禁止だけでなく，未成年者に販売しないことも示されている。

ぴたトレ 1
要点チェック

薬物乱用と健康／喫煙（きつえん）・飲酒・薬物乱用のきっかけ

時間 10分　解答 p.6

（　）にあてはまる語句を答えよう。

1 薬物乱用と健康 ▸▸1

□(1) 医薬品を①(　　　)の目的以外で使用することを②(　　　)といい，対象となる薬物には③(　　　)，大麻（たいま），麻薬（まやく）のほか，シンナーなどの④(　　　)がある。

□(2) 薬物は⑤(　　　)に直接作用するので，心身に悪影響（えいきょう）を及（およ）ぼすほか，⑥(　　　)があるため，自分の意思ではやめられなくなる。

□(3) ③(　　　)を乱用すると，気分が高揚（こうよう）して⑦(　　　)が消えたように感じるが，薬が切れると激しい脱力（だつりょく）感や憂鬱（ゆううつ）感に襲（おそ）われ，乱用を続けると⑧(　　　)や妄想（もうそう）が現れる。また，体が痩（や）せ衰（おとろ）えるなどの⑨(　　　)影響も現れ，１回の使用でも呼吸停止や脳出血などを引き起こして⑩(　　　)することもある。

□(4) 大麻を乱用すると，⑪(　　　)の異常，精神錯乱（さくらん），幻覚（げんかく）や妄想などが現れ，乱用を続けると⑫(　　　)が低下し無気力状態になる。また，精子数の減少や月経（げっけい）異常など⑬(　　　)の障害や，気管支炎（きかんしえん），⑭(　　　)数の減少などの身体的障害も起こることがある。

□(5) 薬物乱用は，⑮(　　　)の形成を強く妨（さまた）げ，家庭や学校などで問題を起こす。また，幻覚や妄想の影響で⑯(　　　)を起こすこともあり，薬物乱用は法律で禁じられている。

2 喫煙・飲酒・薬物乱用の要因と防止対策 ▸▸2

□(1) 喫煙・飲酒・薬物乱用のきっかけは，悪影響に関する①(　　　)の不足や，誘（さそ）われたときに②(　　　)意思や対処能力の不足，自分を大切にしない心理状態など，③(　　　)の要因が関係している。また，周囲の人の喫煙や飲酒とその④(　　　)，テレビや新聞，雑誌，インターネットなどの媒体（ばいたい）での宣伝・⑤(　　　)，さらに入手のしやすさなど，本人を取り巻く⑥(　　　)の要因も大きい。

□(2) 喫煙・飲酒・薬物乱用を行わないために個人にとって必要な対策は，害を知り，絶対に手を出さないという強い⑦(　　　)と勇気を持つこと，勧（すす）められたときの断り方などの⑧(　　　)能力を高めることである。

□(3) 社会的環境（かんきょう）への対策は，喫煙・飲酒の害を知らせる警告表示や，購買（こうばい）意欲をあおる宣伝・⑤(　　　)の⑨(　　　)，年齢（ねんれい）確認などが行われている。薬物については，乱用防止のほかに密売・密輸を防ぐ法律の整備や，⑩(　　　)の強化などが行われている。

要点 薬物には依存性（いぞんせい）があり，心身に悪影響を及ぼすだけでなく，犯罪につながることもある。喫煙や飲酒，薬物を使用しない強い意思や断り方などの対処能力を高めることが必要。

ぴたトレ 2 練習

薬物乱用と健康／喫煙・飲酒・薬物乱用のきっかけ

時間 15分　解答 p.6

1 薬物乱用と健康について，次の各問いに答えなさい。 ▶▶1

□(1) 薬物依存になる仕組みを示した図がある。(　　)にあてはまるものを下の㋐～㋓から選びなさい。

1回くらいなら → つかの間の①(　　) → 不安感，疲労感，②(　　)
↓
欲しくてたまらない ← ④(　　)が増える ← ③(　　)，震え，寒気，吐き気など

㋐禁断症状　㋑満足　㋒量　㋓いらいら

□(2) 次の文は薬物の乱用による影響を示している。覚醒剤によるものはⒶを，大麻によるものはⒷを，社会への悪影響にはⒸを(　　)に記入しなさい。

①幻覚や妄想が現れ，性機能の障害や白血球の減少などが現れることがある。(　　)
②幻覚や妄想が現れ，体が痩せて，歯が抜けたりする。(　　)
③薬物が欲しくて，強盗や密売などの犯罪を起こすようになる。(　　)
④疲労感がなくなるが，薬の効果がなくなると脱力感や憂鬱感に襲われる。(　　)

2 喫煙・飲酒・薬物乱用の要因と防止対策について，次の各問いに答えなさい。 ▶▶2

□(1) 喫煙・飲酒・薬物乱用のきっかけを示した文がある。個人の要因によるものはAを，社会の要因によるものはBを(　　)に記入しなさい。

①周囲の人が簡単に薬物を入手している。(　　)
②飲酒の誘いを断ることができない。(　　)
③喫煙することがかっこいいと思っている。(　　)
④インターネットやテレビで飲酒の宣伝や広告を多く見ることがある。(　　)

□(2) 喫煙・飲酒・薬物乱用を防ぐ例について述べた文がある。正しいものには○を，間違っているものには×を(　　)に書きなさい。

①薬物の害や危険性を理解し，手を出さないという強い意志を持つ。(　　)
②たばこや酒の害を知らせる警告表示がある。(　　)
③店頭でのたばこや酒類の購入には年齢確認が必要だが，自動販売機では確認がないため購入できる。(　　)
④売買や密輸を防ぐための法律があり，厳しい取り締まりも行われている。(　　)
⑤麻薬などの薬物は，使用せずに所持しているだけなら罰せられない。(　　)

ミスに注意 1 (2) 覚醒剤も麻薬も幻覚や妄想が現れるが，身体的影響の違いを覚えておく。

ヒント 2 (2) 多くの国で薬物の所持・使用は禁止されている。

ぴたトレ
3
確認テスト

健康な生活と病気の予防②

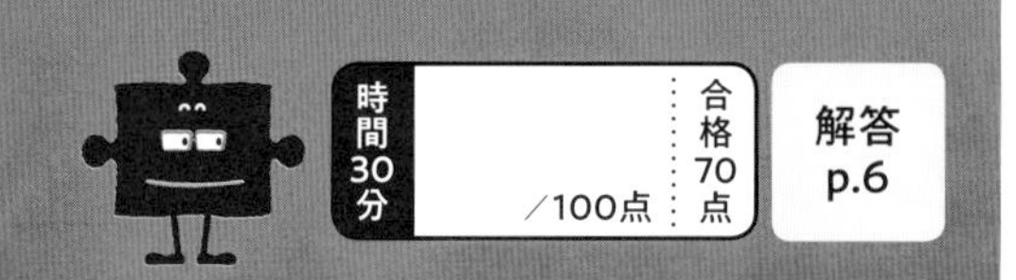

❶ 生活習慣病について，次の各問いに答えなさい。 28点

□(1) 生活習慣病を説明した①～⑤の文がある。あてはまる病名や症状を下の㋐～㋗から選びなさい。

①体の正常な細胞(さいぼう)が異常に変化して増殖(ぞうしょく)し，器官の働きを侵(おか)す。
②内臓脂肪(しぼう)の蓄積(ちくせき)と，高血圧，高血糖，脂質(ししつ)異常のうち，２つ以上があてはまる状態。
③血液に含(ふく)まれるブドウ糖の量が異常に多くなる。
④血管が詰(つ)まり，心臓の筋肉に酸素と栄養がいかなくなり，壊死(えし)する。
⑤脳の血管が破れて，流れ出た血液が脳細胞を圧迫(あっぱく)する。

㋐糖尿病(とうにょうびょう)　㋑メタボリックシンドローム　㋒脳出血　㋓心筋梗塞(しんきんこうそく)　㋔がん
㋕歯周病　㋖慢性閉塞性肺疾患　㋗性感染症(せいかんせんしょう)

□(2) 生活習慣病の予防として必要なことをまとめた表がある。(　　　)にあてはまる語句を下の㋐～㋕から選びなさい。

健康増進	●運動　●栄養　●①(　　　)　●禁煙　●適度な飲酒
早期発見・②(　　　)	●③(　　　)　●検査
個人の取り組みを支援(しえん)する④(　　　)の整備	●⑤(　　　)の整備　●さまざまな健康づくり活動 ●⑥(　　　)の提供　●健康診査(しんさ)・健康指導

㋐健康情報　㋑自己管理　㋒休養　㋓早期治療(ちりょう)　㋔社会的環境(かんきょう)　㋕運動施設(しせつ)

❷ がんとその予防について，次の各問いに答えなさい。 30点

□(1) がんを説明した次の文について，間違(まちが)っているものを次の①～④から２つ選びなさい。

①正常な細胞の遺伝子情報がきずついて，がん細胞に変化する。
②がんになる原因は，喫煙(きつえん)や飲酒，運動不足などの生活習慣だけである。
③がんは誰(だれ)もがなりうる病気で，長生きもがんの要因の１つ。
④がんは，肺や心臓，胃，大腸などさまざまな器官で起こる。

□(2) がんの治療について説明した文の(　　　)にあてはまるものを下の㋐～㋗から選びなさい。

がんを予防したり，進行を遅(おく)らせたりするためには，①(　　　)が大切。②(　　　)による，がん細胞が小さく③(　　　)がない初期段階での発見が有効になる。治療方法は主に，④(　　　)(手術)，⑤(　　　)(抗(こう)がん剤(ざい))，放射線治療の３つがあり，それぞれがんの種類や状況(じょうきょう)に応じて選ぶか，組み合わせて治療を行う。

㋐外科的治療　㋑自覚症状　㋒化学的治療　㋓早期発見　㋔がん検診(けんしん)
㋕免疫療法(めんえきりょうほう)　㋖予防接種　㋗手洗いやうがい

③ 喫煙や飲酒と健康について，次の各問いに答えなさい。 30点

□(1) 次の各文が何について説明したものか。あてはまるものを下の㋐～㋓から選びなさい。

①たばこに含まれる依存性のある物質で，血管を収縮させる。

②アルコールが肝臓で分解されるときにできる物質で，頭痛や吐き気をもたらす。

③喫煙者の近くにいる人が，喫煙者が吐き出す煙を吸い込むこと。

④多量の飲酒を続けた結果，飲酒をやめられなくなること。

㋐受動喫煙　㋑ニコチン　㋒アセトアルデヒド　㋓アルコール依存症

□(2) 記述 右のグラフを見て，飲酒開始年齢とアルコール依存症の関連性について下の語句を使って説明しなさい。思

語句【 アルコール　悪影響　20歳未満　飲酒　器官　障害　依存症 】

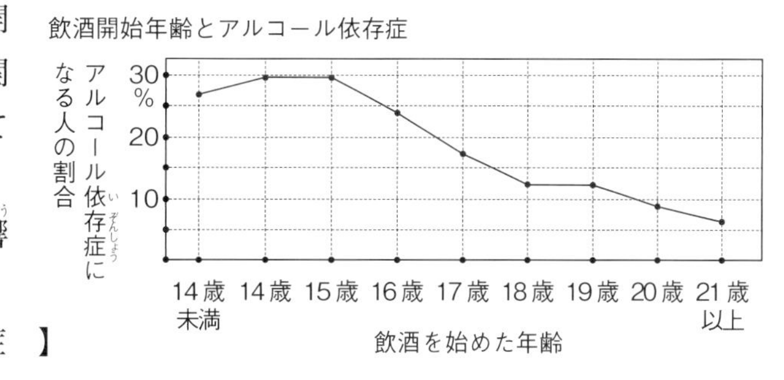

④ 喫煙・飲酒・薬物乱用と防止対策について，次の各問いに答えなさい。 12点

□(1) 次の①～③の文のうち，間違っているものを２つ選びなさい。

①薬局で購入した薬を医療目的ではない使い方をすることも，薬物乱用という。

②薬物の依存性は高いが，自分の意思でやめることができる。

③「合法」や「脱法」などと書かれている薬物は，使用しても安全である。

□(2) 喫煙，飲酒，薬物乱用のきっかけとなるものにあてはまらないものはどれか。次の㋐～㋕から２つ選びなさい。

㋐テレビやインターネットの広告　㋑自分を大切にする気持ちを持っている

㋒友人からの誘い　㋓ストレスから解放されたい気持ちがある

㋔断る強い意志や勇気を持っている　㋕入手のしやすさ

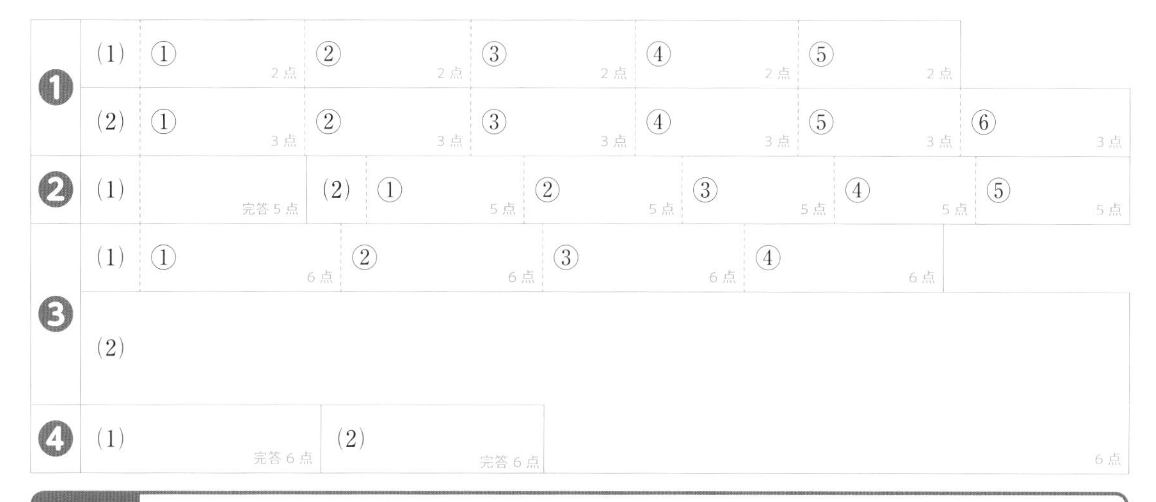

❶	(1)	① 2点	② 2点	③ 2点	④ 2点	⑤ 2点	
	(2)	① 3点	② 3点	③ 3点	④ 3点	⑤ 3点	⑥ 3点
❷	(1) 完答5点	(2) ① 5点	② 5点	③ 5点	④ 5点	⑤ 5点	
❸	(1)	① 6点	② 6点	③ 6点	④ 6点		
	(2) 6点						
❹	(1) 完答6点	(2) 完答6点					

定期テスト予報 生活習慣病の定義や病気の種類，メタボリックシンドロームについてよく出ます。飲酒・喫煙・薬物乱用の悪影響についても覚えておきましょう。

ぴたトレ 1 要点チェック

傷害の原因と防止

時間 10分 解答 p.6

( )にあてはまる語句を答えよう。

1 傷害とその原因

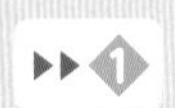

□(1) 中学生の頃に起こる死亡事故の大半が①( )事故と水難事故である。

□(2) 傷害とは，身体にけがをすることで，中学校で起こる事故による傷害は主に②( )や体育の授業で多く発生している。

□(3) 傷害は，③( )と環境要因が互いに関わり合うことで起こる。③( )とは，④( )な行動や不安定な⑤( )の状態であり，環境要因とは，危険なものや場所，施設・設備や自然の⑥( )などである。

●10～14歳の事故死（2018年）

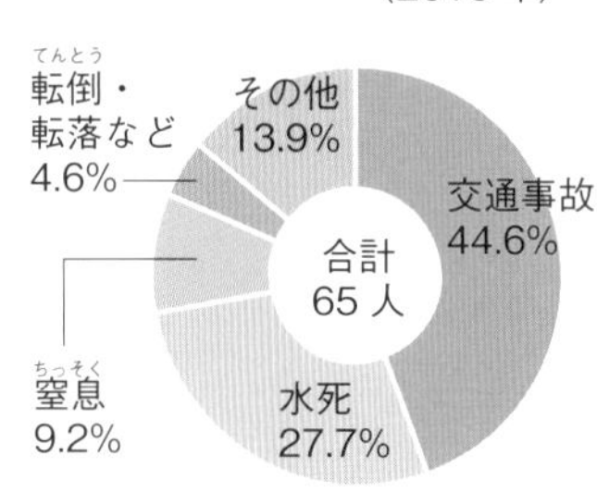

（厚生労働省『人口動態統計』）

●中学校での傷害・疾病（2018年度災害共済給付分）

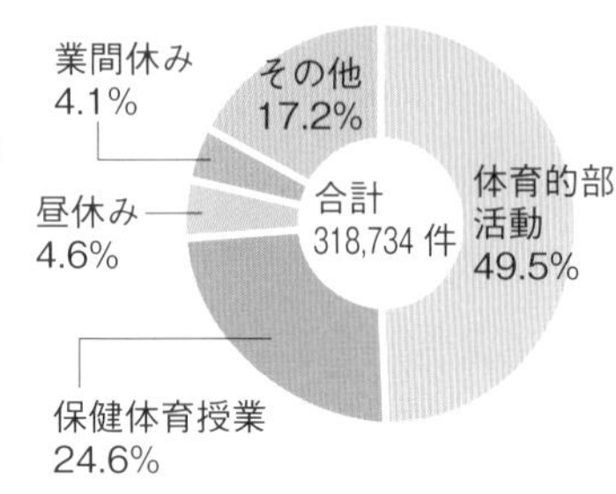

（日本スポーツ振興センター『学校の管理下の災害［令和元年度版］』）

2 傷害の防止

□(1) 人的要因と環境的要因それぞれに適切な①( )をとることで，傷害を防ぐことができる。

□(2) 傷害の人的要因については，状況を把握，判断して安全な行動をとること，つまり，危険②( )・危険③( )の能力を身に付けることが大切である。危険②( )は，危険なものや場所に気づくことや，自らの行動や他人の行動から事前に傷害の発生を予測することであり，この危険②( )に基づいて，傷害を防ぐ行動をとることを，危険③( )という。

□(3) 危険なものや場所に関する点検・整備・④( )などの処置をとることで，傷害の環境要因をなくしていく。

□(4) 自然災害については，国や地域社会の⑤( )と，避難場所や経路の確認をするなど家庭や学校での日頃からの備えが重要になる。

「～が起こるかもしれない」という視点を持つことが，傷害の防止につながるよ。

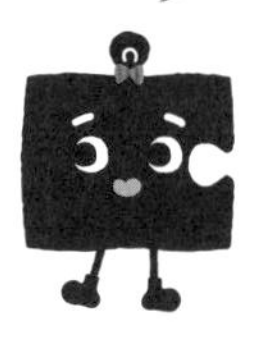

要点 傷害は人的要因と環境要因が関わり合って起こる。傷害を起こさないためには，危険予測と危険回避の能力を身に付けておくことが大切になる。

傷害の原因と防止

時間 15分　解答 p.6

1 傷害の要因を表した図を見ながら，次の各問いに答えなさい。 ▶▶1

□(1) ①～⑤にあてはまるものを次の㋐～㋔から選びなさい。
㋐物
㋑場所や状況
㋒行動
㋓不安定な心身
㋔悪条件

□(2) Ⓐ～Ⓒの状態を何というか。次の㋐～㋔から選びなさい。
㋐傷害
㋑人的要因
㋒環境要因
㋓社会的要因
㋔車両要因

Ⓐ(　　　)
危険な①(　　　)
・ルールや注意事項を守らない
・周囲の安全確認をしない　など
②(　　　)の状態
・急いでいる　・眠い
・別のことに集中している　など
Ⓒ(　　　)
Ⓑ(　　　)
危険な③(　　　)
・刃物　・とがった物
・硬い物　・重い物　など
危険な④(　　　)
・暗い　・人目が少ない
・立ち入り禁止の場所　など
自然の⑤(　　　)
・雨や雪　・強風　・寒すぎる，暑すぎる　など
立ち入り
禁止

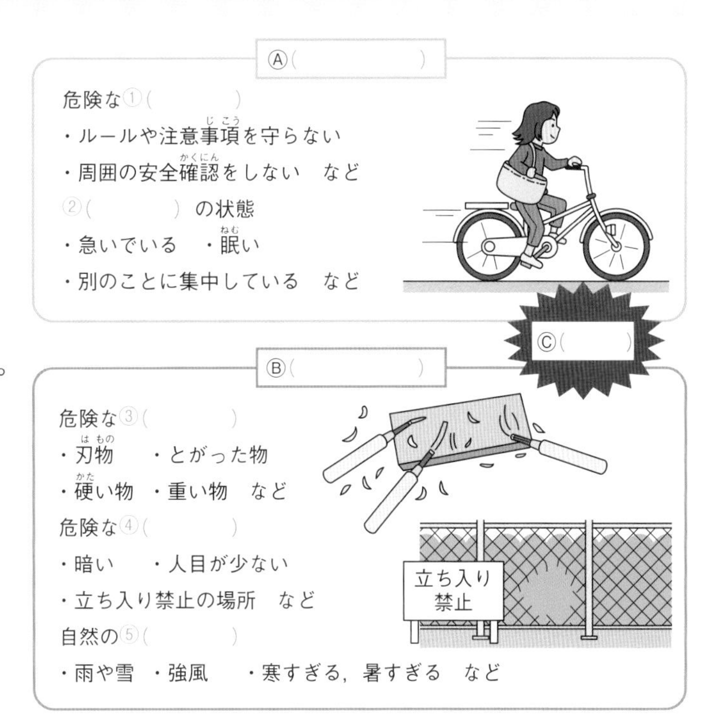

2 傷害を防止するための方法について，次の各問いに答えなさい。 ▶▶2

□(1) 事故の事例から導き出された統計を表した図と文がある。(　　　)にあてはまるものを下の㋐～㋒から選びなさい。
1件の①(　　　)が発生した背景には29件の②(　　　)があり，さらに事故には至らないが300件の③(　　　)した事例がある。
㋐軽微な事故　㋑ヒヤリ・ハット　㋒重大な事故

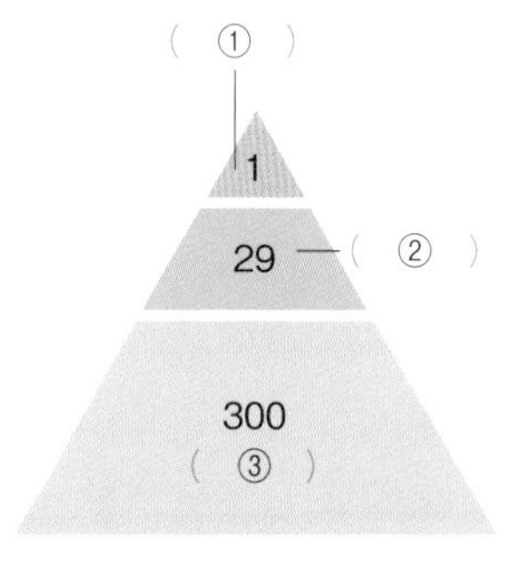

□(2) 次の文が示す危険予測・危険回避の方法について，間違っているものをそれぞれ次の㋐～㋕から選びなさい。
自転車に乗っていたとき，スマートフォンに着信があり，運転しながら電話に出た。
危険予測 (　　　)
㋐人や車にぶつかる　㋑交通ルールを無視する　㋒転倒する
危険回避 (　　　)
㋓電話に出ない　㋔自転車をとめて電話に出る
㋕自転車を降りて歩きながら電話に出る

ヒント 2 (2) 別のことをしながら歩くことは，不安定な心身の状態につながる。

ぴたトレ 1

要点チェック

交通事故の現状と原因，防止するための対策

時間 10分　解答 p.6

(　)にあてはまる語句を答えよう。

1 交通事故の特徴と原因

□(1) 中学生の交通事故は，①(　　　)に乗っているときに最も多く起こっている。

□(2) 中学生の交通事故の原因は，無謀な運転や交通②(　　　)を守らないことなどの③(　　　)要因によるものが多い。また，悪天候や狭い道路，見通しのきかない夜間の運転などの④(　　　)要因も関係している。

□(3) 自転車は二輪なのでバランスを崩しやすい。このような特性や自転車の整備不良などを⑤(　　　)要因といい，これも事故の発生に関係している。

□(4) 近年は自転車と⑥(　　　)，自転車どうしの交通事故も多く発生していることが問題になっている。

2 交通事故の防止

□(1) 交通事故による傷害を防止するためには，①(　　　)を守って安全に行動することが重要である。

□(2) 交通事故を防ぐためには，自分自身の②(　　　)の状態，道路や③(　　　)など周囲の状況，さらに，路上にいる他者が考えていることや見ているもの，車両の特性や車両の欠陥などから交通事故が起きるかもしれないと予測する④(　　　)を行い，危険回避に努めることも重要である。

□(3) 交通事故を防止するには，信号機や道路標識などの設置のほか，自動車の速度制限などの⑤(　　　)の実施など，⑥(　　　)を整備・改善することが重要である。

□(4) 近年は，年齢や性別，障害の有無にかかわらず誰もが安全に通行できるようにするために，生活道路などで，すべての⑦(　　　)を優先した，バリアフリーの⑥(　　　)づくりが進められている。

□(5) 自転車や自動車などの車両の欠陥や整備不良は，交通事故につながるおそれがあるので，乗車前に必ず車両の点検・⑧(　　　)をする必要がある。

「子どもが飛び出してくるかもしれない」と予測する「かもしれない運転」は，危険をいち早く察知し，安全な運転につながるよ。

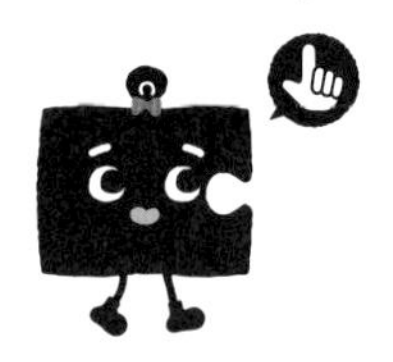

要点　交通事故は人的要因，環境要因，車両要因が関わり合って起こる。事故を防ぐには，交通法規を守って，危険予測をすることと，交通環境の整備も大切になる。

ぴたトレ 2 練習

交通事故の現状と原因，防止するための対策

時間 15分　解答 p.7

1 交通事故の原因について，次の各問いに答えなさい。 ▶▶ 1

□(1) 交通事故は，人的要因と環境要因，車両要因の関わり合いで起こる。次の語句で人的要因にはAを，環境要因にはBを，車両要因にはCを(　　　)の中に記入しなさい。

①急がないと遅刻する (　　　)　②見通しの悪いカーブ (　　　)
③ライトがつかない自転車 (　　　)　④風邪をひいて熱がある (　　　)
⑤自転車で二人乗りをする (　　　)　⑥前が見えないほどの大雨 (　　　)
⑦二輪のため不安定な自転車 (　　　)　⑧ガードレールがない (　　　)

□(2) 自動車や自転車の特性を表した図と文がある。①～④にあてはまるものを下の㋐～㋕から選びなさい。

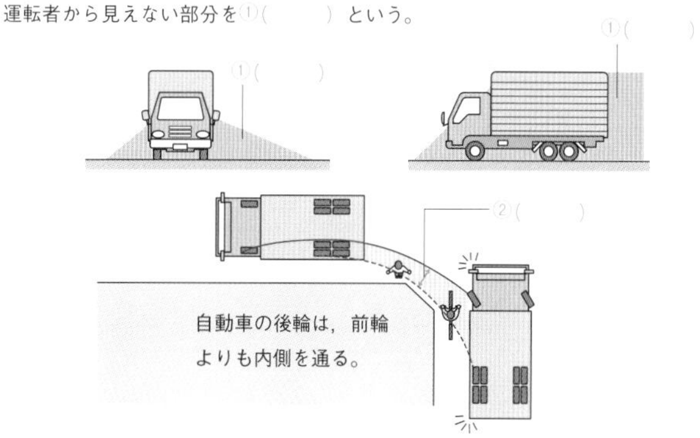

自動車には，車内の運転者から見えない範囲である①(　　　)や，角を曲がるときに後輪が前輪よりも内側を通る②(　　　)がある。
ブレーキをかけてから効き始めるまでに自動車や自転車が進む距離を③(　　　)という。ブレーキがかかって実際に停止するまでの距離を④(　　　)といい，速度が増すほど長くなる。

運転者から見えない部分を①(　　　)という。
①(　　　)
②(　　　)
自動車の後輪は，前輪よりも内側を通る。

㋐死角　㋑内輪差　㋒空走距離　㋓制動距離　㋔外輪差　㋕盲点

2 交通事故の防止ついて，次の各問いに答えなさい。 ▶▶ 2

□(1) 危険予測のポイントについて説明した文がある。(　　　)にあてはまるものを下の㋐～㋓から選びなさい。

交通事故の原因となる危険には，道路の状況や交通状況，①(　　　)など直接目に見える②(　　　)と，自分の心身状態，他者の状態，③(　　　)，死角など直接目に見えない④(　　　)がある。

㋐行動の仕方　㋑顕在危険　㋒潜在危険　㋓自然の環境条件

□(2) 安全な交通環境の例を示した文がある。あてはまる名称を下の㋐～㋓から選びなさい。

①自転車と自動車の通行場所を分離する。 (　　　)
②車道をジグザクにして，歩道を広くしている。 (　　　)
③生活道路を含む区域で最高速度を時速30kmに規制すること。 (　　　)

㋐ゾーン30　㋑コミュニティ道路　㋒自転車専用通行帯　㋓歩車分離式信号機

ミスに注意　1 (2)「制動」とは，運動しているものを急にとめたり減速させたりすること。

ぴたトレ 1 要点チェック

犯罪被害の防止

時間 10分 解答 p.7

(　)にあてはまる語句を答えよう。

1 犯罪被害の予測と回避

□(1) 中学生になると行動範囲が広がり，さまざまなことに興味や関心を持つようになるので，①(　　　　)に遭う可能性も高まってくる。

□(2) ①(　　　　)による傷害を防ぐには，どのような危険があるかを把握し，危険を予測し犯罪が起こりやすい②(　　　　)や場面に近づかないことが重要である。

□(3) 公園や駐車場など誰でも自由に出入り可能な場所や，昼間でも暗い場所，③(　　　　)の少ない場所，建物や壁で周囲から④(　　　　)場所では，犯罪が起こりやすい。

□(4) 身の危険を感じた場合は，その場から⑤(　　　　)，大声を出す，防犯⑥(　　　　)を鳴らす，警察や近くの大人に助けを求めるなど，状況に応じて適切な行動をとる必要がある。

犯罪被害は，通学路などの身近なところでも起きているよ。

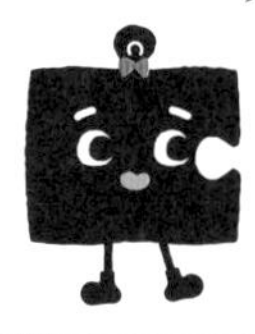

2 防犯の取り組み

□(1) 犯罪被害を防ぐために，地域の人々の防犯の取り組みとしては，防犯パトロールや犯罪被害に遭いそうな子どもを保護して警察に通報する，地域の人たちの自主的な活動である「①(　　　　)の家」などがある。

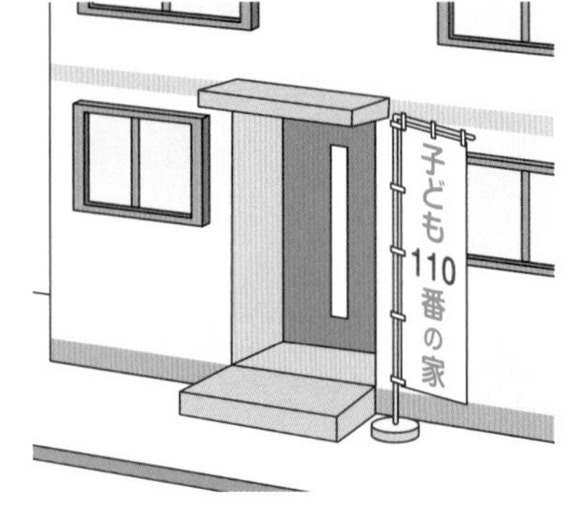

□(2) 地域の自治体や警察は，危険な環境の改善，犯罪被害に関する②(　　　　)の収集・公開，③(　　　　)などを行っている。

□(3) 犯罪被害を防ぐには，自分の身は自分で守るという気持ちを個人で持ち，④(　　　　)の住民が市区町村などの自治体や⑤(　　　　)と連携して行動し，対策をとることが重要である。

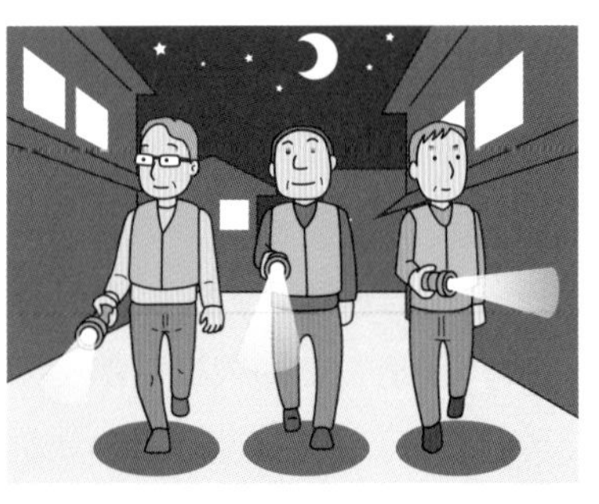

犯罪被害を防ぐには，地域の人々の当事者意識を高めることも重要だね。

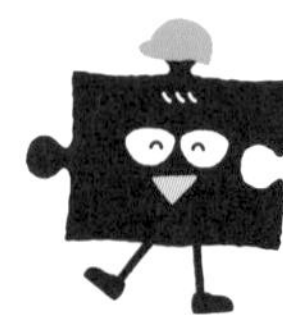

要点 犯罪被害による傷害を防ぐためには，犯罪が起こりやすい場所や場面を避けること。自分の身は自分で守ることと，自治体や警察と連携して防犯対策に取り組むことが大切。

犯罪被害の防止

時間 15分　解答 p.7

❶ 犯罪被害の予測と回避について，次の各問いに答えなさい。 ▸▸ 1

□(1) 犯罪が起こりやすい場面と場所の図がある。（　　）にあてはまるものを下の㋐〜㋓から選びなさい。

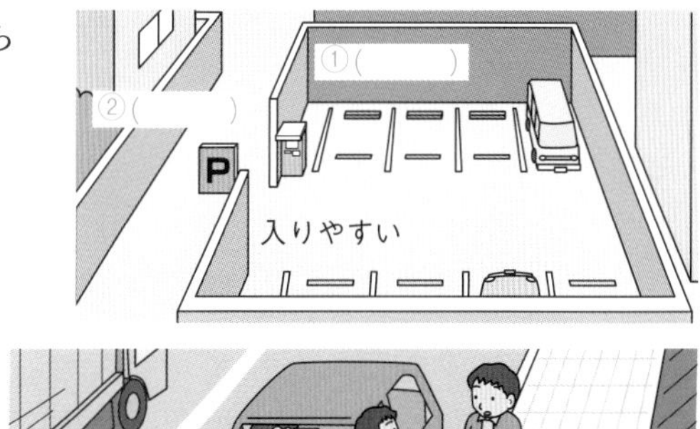

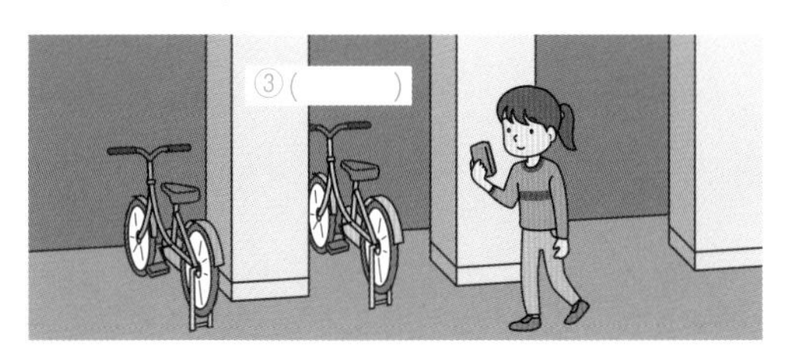

④(　　)

㋐周囲への注意をしていない
㋑甘い言葉で誘われる
㋒建物や壁で周りから見えにくい
㋓人通りが少ない

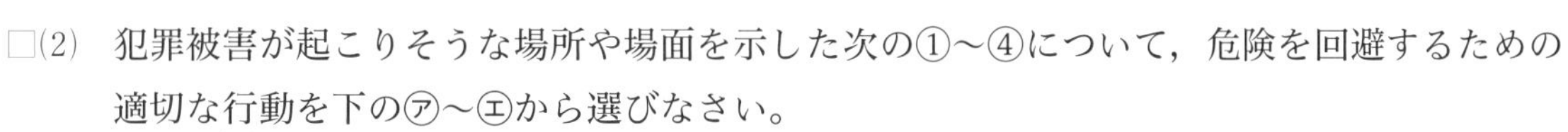

□(2) 犯罪被害が起こりそうな場所や場面を示した次の①〜④について，危険を回避するための適切な行動を下の㋐〜㋓から選びなさい。

①立体駐車場にとめた車の近くで人を待っていた。（　　）
②知らない人に体をつかまれた。（　　）
③夜遅くの繁華街で騒いでいる人たちのところに行く。（　　）
④不特定多数の人が投稿している匿名インターネット掲示板に書き込みをした。（　　）

㋐危険だと思う場所には近づかない　㋑個人が特定されるため投稿しない
㋒人通りが少ない場所には滞在しない　㋓被害に遭いそうになったら大声で助けを求める

❷ 防犯の取り組みについて，次の各問いに答えなさい。 ▸▸ 2

□(1) 犯罪防止のための連携について，（　　）にあてはまるものを下の㋐〜㋕から選びなさい。
犯罪に遭わないために自分自身で身を守ることを①（　　），地域住民で助け合うことを②（　　），公的な支援を行うことを③（　　）という。

㋐公助　㋑自助　㋒共助　㋓補助　㋔介助　㋕賛助

□(2) 防犯の「割れ窓理論」について，正しい説明を次の㋐〜㋓から選びなさい。（　　）

㋐割れた窓ガラスは危ないので，すぐにきれいにしなければいけないこと。
㋑窓ガラスを割ることで，危険な場所だと思わせること。
㋒割れた窓ガラスをそのままにしておくと，その場所に誰も近づかなくなること。
㋓割れた窓ガラスを放置していると，その地区に関心のある人がいないとみなされ，環境が悪化して犯罪につながっていくこと。

ミスに注意　❷(2) 身の回りの小さな乱れに早く対応することで，犯罪を未然に防ぐことができる。

ぴたトレ 1 要点チェック

自然災害に備えて

時間 10分　解答 p.7

（　）にあてはまる語句を答えよう。

1 自然災害について

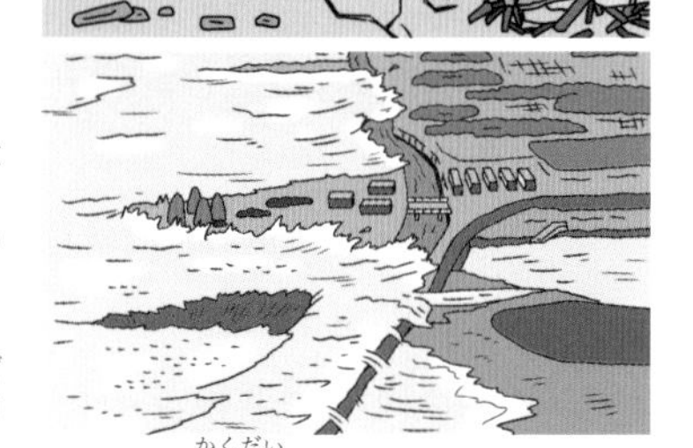

□(1) 地震，台風，大雨(集中豪雨)，大雪，突風，雷，竜巻，火山の噴火などの自然現象による被害を①（　　　　）という。

□(2) 日本では，②（　　　　）や台風，大雨，大雪などの①（　　　　）が多く，人の生命や生活が脅かされることも少なくない。

□(3) ②（　　　　）は，発生の③（　　　　）が難しいため被害が大きく，建物の倒壊や家具の転倒，器物の落下などの④（　　　　）災害により，死傷者が出ることもある。さらに，②（　　　　）が引き起こす⑤（　　　　）や土砂崩れ，地割れ，火災，液状化などの⑥（　　　　）災害によって被害が拡大することもある。

2 自然災害への備えと発生時の行動

□(1) 地震や台風などの自然災害による被害を防ぐには，家屋の補強や家具の転倒防止対策，防災訓練など，日頃からの①（　　　　）が重要である。

□(2) 地震や台風が発生した場合は，テレビや②（　　　　），インターネットなどから正確な③（　　　　）を入手するとともに，的確に状況を判断して，冷静に素早く，安全に行動する必要がある。なお，大きな地震の場合は④（　　　　　　）によって，事前に情報を得られることもある。

□(3) 地震発生時は，机の下に隠れるなどして⑤（　　　　）を確保し，地震が収まったら出入り口(ドア)や窓を開けて⑥（　　　　）を確保する。

□(4) 避難する前にコンロなどの火を消す，⑦（　　　　）の元栓を閉める，電気の⑧（　　　　）を切るなどして二次災害の防止に努める必要がある。

□(5) 地震や津波などの自然災害が起こったときに，どこが危険な場所になるかを示した⑨（　　　　　　）を確認しておくことが大切である。

自然災害発生時，インターネットでの情報収集は便利だけど，古い情報やデマなどが含まれている可能性もあるので，情報が正確かどうか十分に確認する必要があるよ。

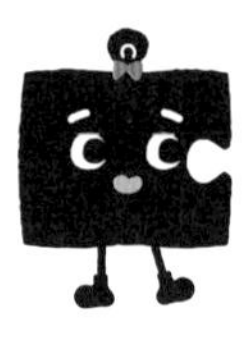

要点　自然災害が起きると一時災害と二次災害で大きな被害が出る。被害を防止するための日頃からの備えと，災害発生時の正しい情報収集や行動を確かめておくことが大切。

ぴたトレ 2 練習

自然災害に備えて

時間 15分　解答 p.7

1 自然災害について，次の各問いに各答えなさい。 ▶▶1

□(1) 過去に起こった大きな地震について説明した文の(　　)にあてはまるものを下の㋐～㋕から選びなさい。

1923年に起きた①(　　　)では大規模な②(　　　)，1995年に起きた③(　　　)では④(　　　)，2011年に起きた⑤(　　　)では⑥(　　　)や液状化現象などの災害が発生した。

㋐火災　㋑東日本大震災　㋒建物の倒壊　㋓関東大震災　㋔津波

㋕阪神・淡路大震災

□(2) 台風や大雨によって起こる被害を示した図がある。(　　)にあてはまる語句を次の㋐～㋓から選びなさい。

㋐土砂崩れ　㋑浸水や冠水

㋒屋根や物が飛ばされる。

㋓橋が壊れる。

①(　　　)
②(　　　)
木などが，折れたり，倒れたりする。
③(　　　)
④(　　　)
急な増水で，中洲に取り残される。

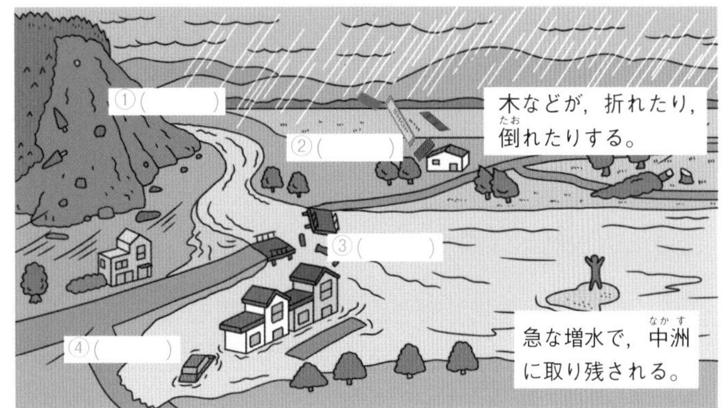

2 自然災害からの身の守り方について，次の各問いに答えなさい。 ▶▶2

□(1) 次の自然災害が起こったときの対処として適切なものを下の㋐～㋓から選びなさい。

①家にいるときに地震が発生した。(　　)

②地震が収まった後に大津波警報が出た。(　　)

③地震が一度収まったが，余震が続いている。(　　)

④河川沿いに住んでいて，大雨で「避難準備・高齢者等避難開始」が出た。(　　)

㋐机の下に身を隠して，頭を守る。揺れが収まるまで動かない。

㋑避難準備ができ次第，避難を始める。　㋒避難ビルや高台などの高い場所に避難する。

㋓正しい情報を収集し，必要ならば近くの避難所へ避難する。

□(2) 災害時の連絡先や避難場所について説明した文の(　　)にあてはまるものを下の㋐～㋓から選びなさい。

災害時には電話が通じなくなることがある。そのため，安否確認のためのサービス①(　　　)「171」やインターネットを利用した②(　　　)「web171」を活用する。電気やガス，水道などの③(　　　)が絶たれると，復旧まで④(　　　)で生活することになるため，ふだんからその場所を確認しておくことが大切。

㋐避難場所　㋑災害用伝言ダイヤル　㋒ライフライン　㋓災害用伝言板

ミスに注意 1 (2) 冠水は，洪水や河川の氾濫などで田畑や道路などの「土地」が水に浸かること。

ぴたトレ 1 要点チェック

応急手当①

時間 10分　解答 p.7

(　　)にあてはまる語句を答えよう。

1 応急手当の意義について 

□(1) 傷害や急病が発生したとき，すぐ近くの人が傷病者の状態や①(　　　　)の状況を判断して施す手当を②(　　　　　)という。

□(2) ②(　　　　)には，傷病者の生命を救う，③(　　　　)や不安を和らげる，けがや病気の④(　　　　)を防ぐ，治療効果を高め，治療後の回復を促すなどの目的がある。

□(3) 特に，生死に関わる⑤(　　　　　)や呼吸停止などの場合は，手当を始める時期が早ければ早いほど，助かる可能性が高まるので，正しい手当の方法を身に付ける必要がある。

ふだんの生活の中でも応急手当が必要になる場合があるので，必要な知識や行い方を知っておこう。

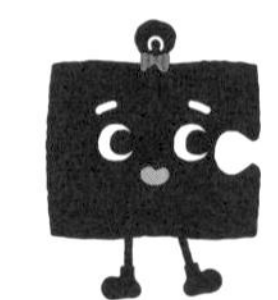

2 心肺蘇生法と傷の手当ての基本 

□(1) 傷病者を発見したら，最初に周囲の①(　　　　)を確認し，必要に応じて②(　　　　)させる。危険があり傷病者に近づくことができない場合は速やかに119番に③(　　　　)をする。

□(2) ②(　　　　)が必要な場所として，交通量が多い④(　　　　)，土砂崩れの現場，倒壊した家屋のそば，有毒ガスが発生している所などがある。

□(3) 傷病者に近づいたら，まず⑤(　　　　)の有無を確認する。⑤(　　　　)が⑥(　　　　)場合は応急手当を行い，⑤(　　　　)が⑦(　　　　)場合は大声で助けを求め，119番通報して，心肺蘇生を施す。

□(4) 心肺蘇生では，胸の中央に手をあてて1分間に100～120回のテンポで強く押す⑧(　　　　　)や，心臓を正常な状態に戻す機器の⑨(　　　　)を使うこともある。

□(5) きずの手当の基本は，⑩(　　　　)をとめる，⑪(　　　　　)を防ぐ，⑫(　　　　)を和らげる，の3つである。

□(6) 皮膚や⑬(　　　　)がきずついている場合は，細菌に感染するおそれがあるので，きず口の⑭(　　　　)保持に努める。

□(7) 出血が多い場合は，生命に関わるので直ちに⑮(　　　　)する。⑮(　　　　)の基本は，ガーゼなどをきず口に直接当てて強く押し付ける⑯(　　　　　　)法である。

□(8) 骨折の手当は，患部を板や雑誌などで⑰(　　　　)したあとに医療機関で医師の診療を受ける。

要点 傷病者が出たときの一時的な手当が応急手当。傷病者の反応がない場合は119番通報とともに，心肺蘇生を行う。出血には直接圧迫止血法，骨折は固定の応急手当で対応する。

応急手当①

時間 15分 解答 p.7

❶ 応急手当の意義について，次の各問いに答えなさい。 ▶▶ 1

□(1) 応急手当の開始時間と救命の可能性を表した図がある。Ⓐ Ⓑは何を表しているかを下の㋐㋑から選びなさい。

㋐居合わせた人が救命処置をした場合

㋑救急隊が来るまで何もしなかった場合

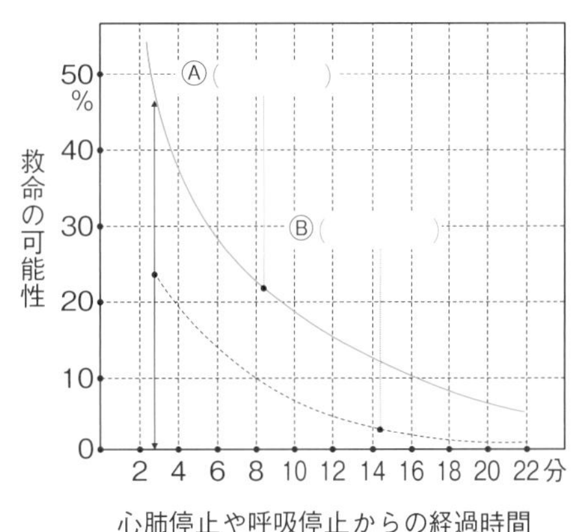

心肺停止や呼吸停止からの経過時間
(Holmberg らによる，一部改変)

□(2) 救命処置をした場合と，しなかった場合を比べると，命が助かる可能性は約何倍か。次の㋐〜㋓から選びなさい。( )

㋐2倍　㋑3倍　㋒4倍　㋓0.5倍

❷ 心肺蘇生法ときずの手当てについて，次の各問いに答えなさい。 ▶▶ 2

□(1) 応急手当の一般的(いっぱん)な流れを示した図がある。( )にあてはまるものを下の㋐〜㋕から選びなさい。

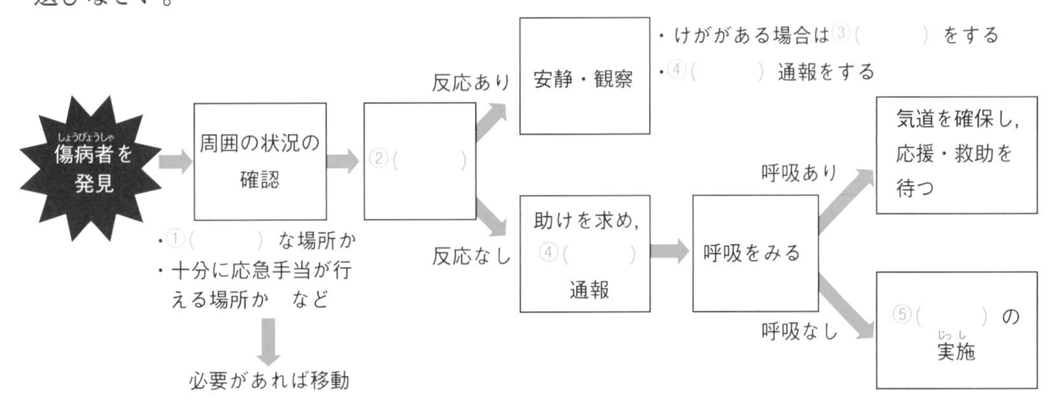

㋐手当　㋑心肺蘇生　㋒119番　㋓安全　㋔反応の確認　㋕117番

□(2) 次のそれぞれの文の内容が正しいものには○を，間違(まちが)っているものには×を( )に書きなさい。

①きずの手当ての基本は，出血をとめる，細菌感染を防ぐ，痛みを和らげること。( )

②皮膚や粘膜がきずついているときは，細菌感染の危険がある。( )

③止血法の基本は，間接圧迫止血法である。( )

④骨折の疑いがあるときは，患部を冷やして医療機関を受診する。( )

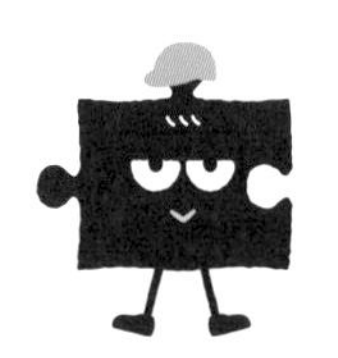

ミスに注意 ❷(2) 止血法は，手で患部に直(じか)に接する方法。

応急手当②

時間 10分　解答 p.7

（　）にあてはまる語句を答えよう。

1 心肺蘇生法について

□(1) 傷病者の心臓や肺が停止している場合は，①（　　　　）法を行う。

□(2) 傷病者に声を掛けて反応がない場合は助けを求める。胸や腹部の動きを見て，②（　　　　）を確認する。

□(3) 傷病者に反応がなく，②（　　　　）がないときは，胸の中央を手で1分間に100～120回の速さで強く押す③（　　　　）を行い，近くに④（　　　　）があれば，機器の指示に従い電気ショックをかける。

□(4) 人工呼吸ができる場合は，酸素の通り道を開く⑤（　　　　）をしてから，胸骨圧迫30回と人工呼吸2回の組み合わせを繰り返す。

心肺蘇生法やAEDを使った手当の講習は，地域の消防署や自治体でも行われているよ。

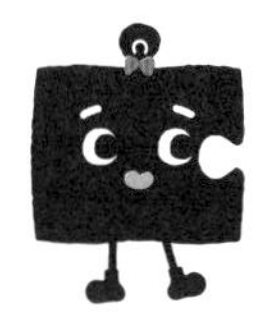

2 きずの手当てについて

□(1) 切りきず，刺しきず，すりきずの手当では，直接圧迫止血法を行う。清潔な①（　　　　）や布などをきず口に直接当てて，強く押さえて止血する。

□(2) 巻き包帯法で腕に包帯するときは，②（　　　　）を斜めに当ててその上を1～2回巻き，②（　　　　）を折り返してその上を固定する。さらに1/2～1/3ずつ重ねてずらしながら巻き上げ，最後に重ねて1回巻いてとめる。

□(3) 関節などの巻きにくいところには，伸縮性がある包帯や③（　　　　）包帯を使う。

□(4) 骨折は，骨が折れたり④（　　　　）が入ったりした状態で，患部に腫れや内出血などの症状がみられる。

□(5) 脱臼は，⑤（　　　　）が外れた状態のことで，患部に外見上の変形がみられ，動かすのが困難になる。手当としては，原則として固定具をつけず，変形を直そうとはせずに患部を安静に保ち，医療機関へ行く。

□(6) 捻挫は，関節が外れかかって元に戻った状態のことで，⑥（　　　　）や内出血がみられる。患部の冷却と安静が手当の基本だが，⑦（　　　　）の捻挫で歩く必要があるときは，固定包帯をする。

□(7) 足首の捻挫や腕の骨折の場合，患部を固定するために，⑧（　　　　）を使う方法もある。

要点 傷病者に呼吸がないときには胸骨圧迫やAEDを使った手当て，人工呼吸などの心肺蘇生法を行う。きずの手当ての仕方には，止血法や包帯法，固定法などがある。

ぴたトレ
2
練習

応急手当②

時間 15分　解答 p.7

1 心肺蘇生法ついて，次の各問いに答えなさい。 ▶▶1

□(1) 胸骨圧迫を説明した次の文で，(　　)にあてはまるものを下の㋐〜㋖から選びなさい。

胸の①(　　)を目安に，胸骨の②(　　)を，手の③(　　)で圧迫する。胸が約④(　　)cm沈むくらいに，⑤(　　)分間に⑥(　　)回程度の速さで行う。

㋐付け根　㋑5　㋒1　㋓下半分　㋔100〜120　㋕真ん中　㋖60〜80

□(2) AEDの使い方について，正しいものには○を，間違っているものには×を(　　)に書きなさい。

①AEDは電源を入れると，使い方の手順の音声が流れ，それに従って操作できるようになっている。(　　)

②AEDが作動(心電図解析と電気ショック)するときは傷病者の手を握る。(　　)

③AEDは医療機器のため，使用するには特別な免許が必要である。(　　)

④AEDで電気ショックを行ったら，すぐに胸骨圧迫を行う。(　　)

2 骨折，脱臼，捻挫のようすを表した図を見て，次の各問いに答えなさい。 ▶▶2

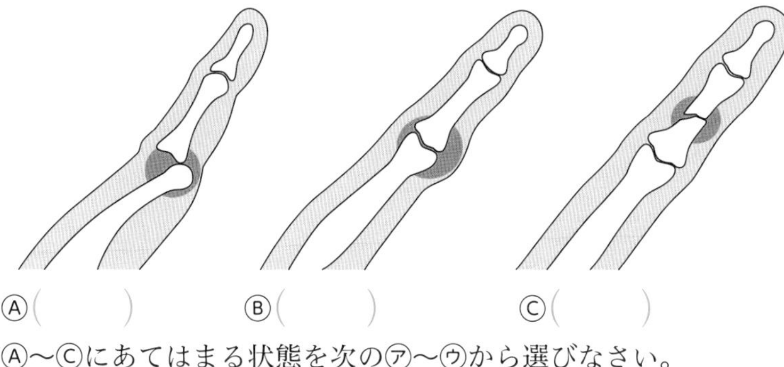

Ⓐ(　　)　Ⓑ(　　)　Ⓒ(　　)

突き指をした場合は，すぐに冷やして固定しよう。指を引っ張ってはいけないよ。

□(1) Ⓐ〜Ⓒにあてはまる状態を次の㋐〜㋒から選びなさい。

㋐骨折　㋑脱臼　㋒捻挫

□(2) Ⓐ〜Ⓒの手当として正しいものには○を，間違っているものには×を(　　)に書きなさい。

①Ⓐは患部を固定して医療機関へ。(　　)

②Ⓑは患部を冷やして安静にする。(　　)

③Ⓒは患部を固定して医療機関へ。(　　)

□(3) ⒷとⒸの手当に使うものを説明した次の文について，(　　)にあてはまる語句を下の㋐〜㋔から選びなさい

Ⓑの患部が足首で歩く必要がある場合，①(　　)を使って固定する。Ⓒは患部が腕の場合，上下の②(　　)を③(　　)して，①(　　)で吊る。ない場合は④(　　)で代用できる。

㋐レジ袋(ビニール袋)　㋑三角巾　㋒固定　㋓関節　㋔手袋

ミスに注意 1 (2) AEDの作動中に傷病者に触れると正確な解析ができなかったり感電したりする恐れがある。

ぴたトレ 3 確認テスト

傷害の防止

時間30分　／100点　合格70点　解答 p.7

❶ 傷害の発生と交通事故について，次の各問いに答えなさい。　24点

□(1) 次の各文で，下線部が正しいものには○を，間違っているものは正しく書き換えなさい。

①学校で起こる傷害は，体育の授業や<u>運動部活中</u>に多く発生している。

②中学生の交通事故は，<u>自転車に乗っているときに</u>多く起こっている。

③傷害を防止するには危険予測と，それに基づいて未然に防ぐ行動の<u>危険回避</u>の能力を高める必要がある。

④自動車の前輪と後輪の通り道の差を<u>死角</u>という。

⑤ブレーキをかけて効き始めてから止まるまでの距離を<u>停止距離</u>という。

□(2) 交通事故は，Ⓐ人的要因，Ⓑ環境要因，Ⓒ車両要因の３つが関わり合って発生する。下の㋐～㋕をこの３つの要因に分類しなさい。

Ⓐ人的要因　Ⓑ環境要因　Ⓒ車両要因

㋐強い風　㋑イライラしている　㋒自転車のライトがつかない

㋓道路が陥没している　㋔自転車は２輪なのでバランスを崩しやすい　㋕信号無視

❷ 犯罪被害の防止について，次の各問いに答えなさい。　18点

□(1) 防犯について説明した次の文について，（　　）にあてはまるものを下の㋐～㋕から選びなさい。

犯罪被害に遭わないためには犯罪が起こりやすい①（　　）に近づかないこと。身に危険が迫ったときは，逃げる，②（　　）など，状況に応じて適切な行動をとることが大切である。犯罪被害の防止には，犯罪を避ける③（　　）を身に付け，自治体や④（　　）と協力して⑤（　　）をするなど，地域ぐるみの活動も重要である。

㋐防犯パトロール　㋑警察　㋒割れ窓理論　㋓場所や場面　㋔知識と判断力

㋕大声で叫ぶ

□(2) 次の公園の絵は，犯罪が起こる可能性が高いと考えられる。その理由にあてはまるものを次の㋐～㋔からすべて選びなさい。

㋐ゴミや落書きが放置されている

㋑木で囲まれて周りから見えにくい

㋒出入口が少なく入りにくい

㋓路上駐車が多い

㋔街灯が少ない

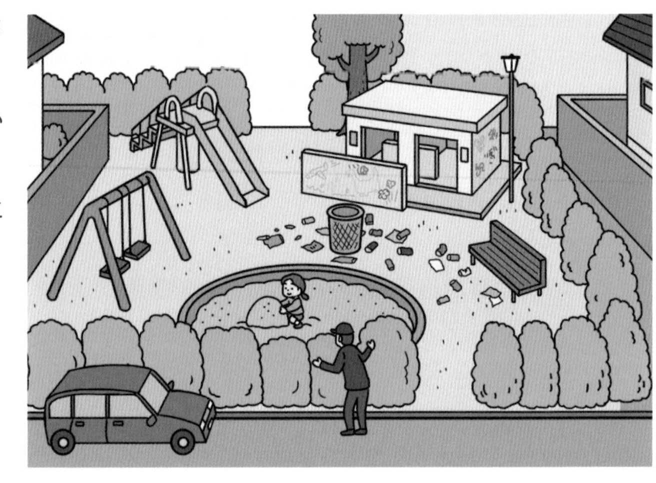

成績評価の観点　技…健康・運動に関する技能　思…健康・運動に関わる思考・判断・表現

❸ 自然災害について，次の各問いに答えなさい。 40点

□(1) 次の各文の(　　)から正しいものを選びなさい。

①地震で発生する津波や土砂崩れなどを(㋐一次災害　㋑二次災害)という。

②地震発生時に屋内にいた場合は(㋐建物から出る　㋑机の下に入り頭を守る)。

③台風や大雨のときは，(㋐災害情報　㋑自分で見た川の水位)を基に避難の判断をする。

④災害時は連絡手段の「災害用伝言ダイヤル」(㋐171　㋑117)を活用する。

□(2) 記述 自然災害発生時の情報を得るための方法と，気をつけるべきことについて，下の語句を使って説明しなさい。思

語句【　テレビやラジオ　　正確　　インターネット　　デマ　　確かめる　】

❹ 応急手当について，次の各問いに答えなさい。技 18点

□(1) 図Ⓐ Ⓑは何の手当をしているところか。次の㋐～㋒から選びなさい。

㋐人工呼吸　　㋑胸骨圧迫

㋒気道確保

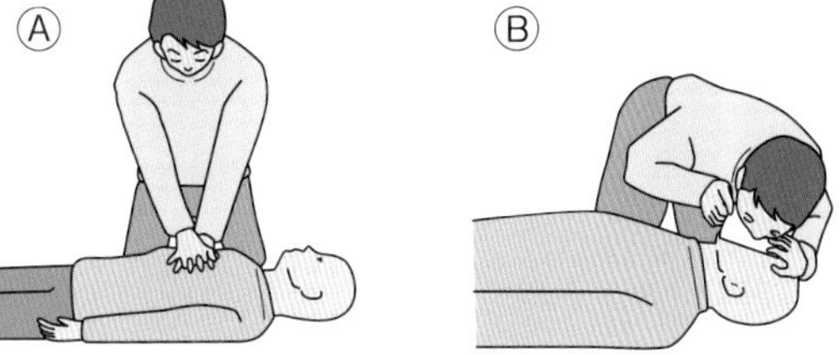

□(2) 図Ⓐを行う場合，1分間におよそ何回の速さで行う必要があるか。次の㋐～㋓から選びなさい。

㋐20　　㋑60　　㋒100　　㋓200

□(3) 次の①～③の状態のけが人や病人への手当てについてあてはまるものを下の㋐～㋔からすべて選びなさい

①呼吸をしていない傷病者　　②切りきずで出血している　　③腕を骨折した

㋐胸骨圧迫　　㋑AEDでの手当て　　㋒直接圧迫止血法　　㋓患部を固定

㋔三角巾での固定法

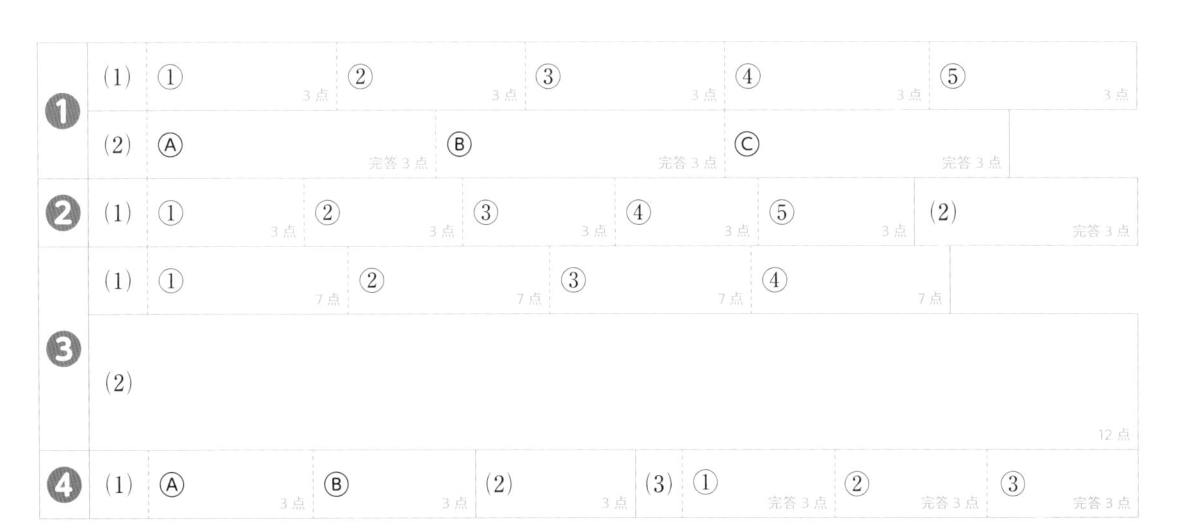

❶	(1)	① 3点	② 3点	③ 3点	④ 3点	⑤ 3点	
	(2)	Ⓐ 完答3点	Ⓑ 完答3点	Ⓒ 完答3点			
❷	(1)	① 3点	② 3点	③ 3点	④ 3点	⑤ 3点	(2) 完答3点
❸	(1)	① 7点	② 7点	③ 7点	④ 7点		
	(2)	12点					
❹	(1)	Ⓐ 3点	Ⓑ 3点	(2) 3点	(3) ① 完答3点	② 完答3点	③ 完答3点

定期テスト 予報 交通事故の原因となる人的要因，環境要因，車両要因を覚えておこう。応急手当の心肺蘇生法の流れや正しい行い方もよく出ます。

ぴたトレ 1
要点チェック

感染症とその予防

時間 10分　解答 p.8

(　)にあてはまる語句を答えよう。

1 感染症について

▶▶1

□(1) コレラ菌や結核菌などの細菌，風疹や麻疹，食中毒のウイルスなどの病原体が，体内に侵入して定着する状態を①(　　　)という。その後，病原体の増殖で発熱などの影響が出ることを②(　　　)という。これによって起こる病気を③(　　　)という。

□(2) ③(　　　)の発生は，温度や④(　　　)などの自然環境の条件と，人口⑤(　　　)，交通機関など社会環境の条件が複雑に関わっている。

□(3) 感染症の発症には，個人の栄養状態や⑥(　　　)など主体の条件も関係しているため，体内に⑦(　　　)が侵入しても，必ずしも感染するわけではなく，また，②(　　　)するとも限らない。

□(4) 近年，⑧(　　　)(AIDS)や新型インフルエンザ，新型コロナウイルス感染症などの新しい③(　　　)が出現している。また，⑨(　　　)などかつて克服されていた感染症のまん延，薬が効かない⑦(　　　)の増加などが問題になっている。

□(5) 交通機関の発達で，感染症は短期間で世界中に広まる危険がある。また，新たな感染症が広がる兆しがある場合，患者や家族に対する偏見や差別などの⑩(　　　)上の問題が起こることもある。

2 感染症の予防について

▶▶2

□(1) 感染症を防ぐには感染源をなくす，①(　　　)を断つ，体の②(　　　)を高めることが重要で，それぞれに対策が必要である。

□(2) 感染源とは，病原体を持つ人や動物・③(　　　)，病原体に汚染されたものなどである。対策としては患者の④(　　　)・早期治療，感染源の動物・昆虫の駆除，汚染された物の⑤(　　　)・滅菌があり，必要に応じて患者の⑥(　　　)や検疫が行われる。

□(3) 感染経路とは病原体がうつる⑦(　　　)で，対策は⑧(　　　)やうがい，マスク，換気，消毒，飲料水・食事の衛生管理などがある。

□(4) 抵抗力は，病原体などから体を守り病気に勝つ力で，皮膚や気道の⑨(　　　)，涙や⑩(　　　)，胃液などがその働きをしている。

□(5) 病原体が体内に侵入すると，血液中の⑪(　　　)という白血球の一種が病原体と戦う。この働きを⑫(　　　)という。⑫(　　　)の仕組みを応用して体内に抗体をつくり出すのが⑬(　　　)である。

感染経路を断つ方法には，学級閉鎖もあるね。

要点 **感染症は細菌やウイルスなどの病原体が体の中に侵入して感染することで起こる。感染症予防の原則は，感染源をなくす，感染経路を断つ，体の抵抗力を高めること。**

感染症とその予防

時間 15分　解答 p.8

1 感染症ついて，次の各問いに答えなさい。 ▶▶ 1

□(1) 感染症の感染と発病を説明した図を見て，□や（　）にあてはまるものを次の㋐～㋗から選びなさい。

㋐感染者　㋑空気中
㋒抵抗力　㋓病原体
㋔発病　㋕感染
㋖健常者　㋗発生源

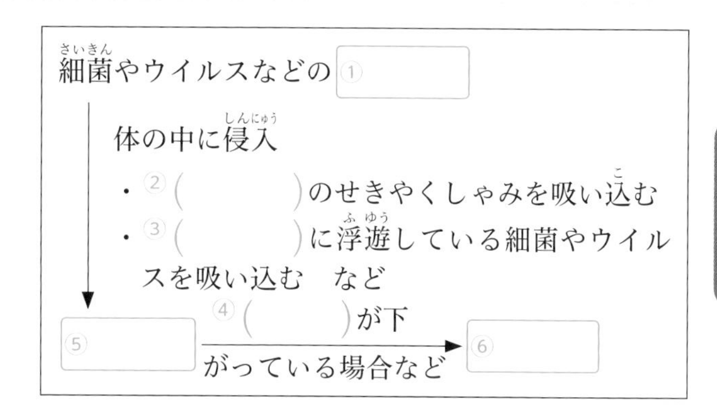

□(2) 感染症について説明した次の文がある。（　）にあてはまるものを下の㋐～㋗から選びなさい。

感染症の中でもインフルエンザは①（　）に多く発生する。また，②（　）のように過去に克服したと思われた感染症が再度まん延したり，③（　）や新型インフルエンザなどの新しい感染症も出現したりしている。感染症が広がる要因には④（　）の高さや交通機関の発達などの⑤（　）の条件が関係しており，感染症の発症には抵抗力などの⑥（　）の条件も関係している。

㋐夏　㋑冬　㋒新型コロナウイルス感染症　㋓主体
㋔人口密度　㋕環境　㋖結核　㋗衛生状態

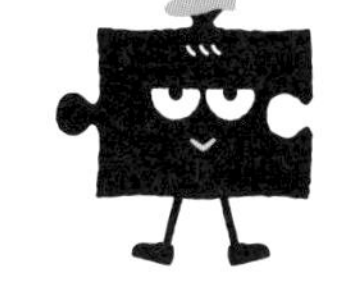

2 感染症の予防対策を説明した図を見て，次の各問いに答えなさい。 ▶▶ 2

□(1) 3つの対策Ⓐ～Ⓒにあてはまるものを次の㋐～㋒から選びなさい。

㋐感染経路　㋑感染源　㋒抵抗力

□(2) 3つの対策Ⓐ～Ⓒの具体例①～③にあてはまるものを次の㋐～㋘から3つずつ選びなさい。

㋐運動　㋑手洗い　㋒休養・睡眠
㋓予防接種　㋔患者の早期発見
㋕消毒　㋖マスク　㋗学級閉鎖
㋘感染源の動物・昆虫の駆除

対策Ⓐ □ をなくす
具体例①（　）

対策Ⓑ □ を断つ
具体例②（　）

対策Ⓒ 体の □ を高める
具体例③（　）

ヒント 1 (2) インフルエンザウイルスは，低い温度・湿度で広がりやすい。

ミスに注意 2 (2) 病原体をなくす対応，感染の道筋をなくす対応，病原体から体を守る対応と考えよう。

ぴたトレ1 要点チェック

性感染症とその予防／エイズ

時間 10分　解答 p.8

（　）にあてはまる語句を答えよう。

1 性感染症について 

□(1) 性感染症は①(　　　　)で起こる感染症の一種で，性器クラミジア感染症や性器ヘルペスウイルス感染症などがある。感染源となる病原体は感染者の精液や腟分泌液，血液などの②(　　　　)，性器や口などの③(　　　　)やその周辺の皮膚に存在する。

□(2) 近年は，④(　　　　)を中心に若い世代で性感染症の感染率が高まっていることが問題になっている。

□(3) 性感染症を治療せずに放置すると，男女とも⑤(　　　　)の原因になることがある。また，母親から⑥(　　　　)に感染(母子感染)し，流産や早産につながることもある。

□(4) 性感染症は1度の性的接触でもかかることがある。また，なかには明確な症状が現れないものや，⑦(　　　　)の長いものがあるため，本人が自覚しないまま他人に感染を広げることもある。

近年，感染者が増えている性感染症の1つが梅毒だよ。

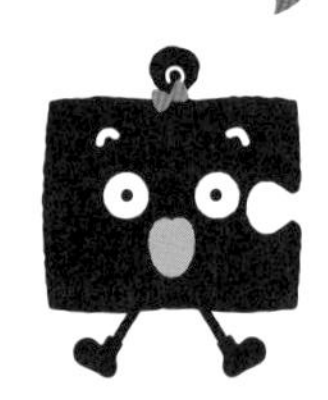

□(5) 性感染症を防ぐ最も有効な方法は，性的接触をしないことである。また，⑧(　　　　)は直接的な接触を避けられるため効果がある。

□(6) 性感染症の症状や感染の不安がある場合，泌尿器科，婦人科，皮膚科などの⑨(　　　　)で検査や治療を受ける必要がある。その際は，繰り返し感染することを避けるために，必ず相手と自分が⑩(　　　　)に治療を受けるようにする。

2 感染症の予防について 

□(1) エイズは，①(　　　　)(HIV)というウイルスに感染して起こる病気である。

□(2) HIVは，白血球の中で増殖して②(　　　　)の機能を低下させるため，さまざまな感染症やがんなどの病気にかかりやすくなる。これらの病気が発症した状態を③(　　　　)(エイズ)という。

□(3) HIVは，感染者の④(　　　　)や腟分泌液，血液などに多く含まれる。また，感染経路は感染者との⑤(　　　　)による感染，血液による感染，⑥(　　　　)感染である。エイズの予防は，ほかの性感染症と同様に感染者との⑤(　　　　)を避けることが大切で，コンドームの使用が有効である。

□(4) HIV感染の不安や疑いがある場合は，各地の⑦(　　　　)や保健センターで行っている検査や相談を利用することができる。

要点 性的接触による感染症には，性器クラミジア感染症や淋菌感染症，性器ヘルペスウイルス感染症などがある。感染予防のためには性的接触を避けること。感染の不安があるときは医療機関や保健所に相談すること。

性感染症(せいかんせんしょう)とその予防／エイズ

時間 15分　解答 p.8

1 性感染症ついて，次の各問いに答えなさい。 ▶▶1

□(1) 主(おも)な性感染症の潜伏(せんぷく)期間や症状をまとめた表がある。(　　)にあてはまるものを下の㋐～㋔から選びなさい。

病名	潜伏(せんぷく)期間	主な症状・特徴
性器①(　　　)感染症	2～3週間	男性…排尿痛(はいにょうつう)や尿道(にょうどう)からうみが出る。 女性…無(む)症状なことが多い。腹膜炎(ふくまくえん)を起こすこともある。
②(　　　)感染症	2～9日	男性…排尿痛や尿道からうみが出る。 女性…無症状なことが多い。腹膜炎を起こすこともある。
性器③(　　　)感染症	2～21日	性器やその周辺にかゆみや痛み，水ぶくれなどが出る。 再発しやすい。無症状のことが多い。

㋐ヘルペスウイルス　㋑淋菌(りんきん)　㋒クラミジア　㋓デング熱　㋔梅毒(ばいどく)

□(2) 性感染症について説明した次の文の内容が正しいものには○を，間違っているものには×を(　　)に書きなさい。

①性感染症に感染していても，症状が出ていなければほかの人には感染しない。(　　)

②性感染症を治療(ちりょう)しないままでいると不妊(ふにん)の原因になることがある。(　　)

③性感染症の治療は性的接触(せっしょく)をした相手と同時に受けるようにする。(　　)

2 エイズとその予防について，次の各問いに答えなさい。 ▶▶2

□(1) 次の各文の(　　)から正しいものを記号で答えなさい。

①エイズは(㋐HIV　㋑COPD)ウイルスに感染することで発症する感染症で，潜伏期間が長く，10年以上発症しないこともある。(　　)

②エイズのウイルスに感染すると，体の(㋐代謝(たいしゃ)　㋑免疫(めんえき))機能が低下するため，さまざまな感染症やがんにかかりやすくなる。(　　)

③日本でも毎年多くのHIV感染者が出て，(㋐高齢者(こうれいしゃ)　㋑若い世代)にも広がっている。(　　)

④感染経路のほとんどが(㋐性的接触　㋑血液感染)によるものである。(　　)

□(2) エイズの予防方法にあてはまらないものを次の㋐～㋕から3つ選びなさい。
(　　　　　)

㋐ほかの人の血液に触(さわ)らない　㋑ほかの人が使ったコップや器を使わない

㋒性的接触を避(さ)ける　㋓部屋の換気(かんき)を行う

㋔コンドームを使用する　㋕密集を避ける

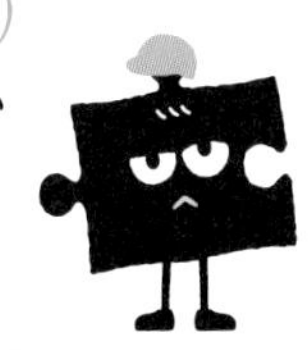

ヒント 2 (2) HIVの感染経路はほぼ，性的接触による感染，血液による感染，母子感染の3つのうちのどれかである。それら以外の日常生活で感染することはまずない。

健康を守る社会の取り組み

時間 10分　解答 p.8

(　) にあてはまる語句を答えよう。

1 健康を守るための社会活動について

▶▶ 1

□(1) 私たちが健康を保持増進するためには①(　　　　)の努力と，それを支援したり補ったりする②(　　　　)な活動の両方が重要である。

□(2) ②(　　　　)な活動として，国では③(　　　　)が，地域では④(　　　　)や保健センターが中心となり，⑤(　　　　)第25条の規定に基づいて人々の健康を保つための活動を行っている。

□(3) 市町村などでは，国が定めた⑥(　　　　)などの法律に基づいた健康増進計画が策定され，健康教室やがん検診のほか，⑦(　　　　)の推進，健康・⑧(　　　　)づくりのための行事や講習会なども開催されている。

<日本国憲法第25条>
「すべて国民は，健康で文化的な最低限度の生活を営む権利を有する」(第一項)
「国は，すべての生活部面について，社会福祉，社会保障及び公衆衛生の向上及び増進に努めなければならない」(第二項)

□(4) 近年は，病気や障がいがある人にとっての障壁(バリア)を取り除く⑨(　　　　)や，年齢や性別，障がいの有無に関わらず誰でも使いやすい⑩(　　　　)デザインの町づくりなども進められている。

2 保健機関とその利用について

▶▶ 2

□(1) 私たちの健康を保持増進し，さまざまな病気を①(　　　　)するため，地域には②(　　　　)，保健所などの③(　　　　)機関がある。②(　　　　)は，地域によって「保健福祉センター」「福祉保健センター」「健康福祉センター」「健康増進センター」などという名称になっていることもある。

□(2) ④(　　　　)や政令指定都市，特別区などが運営している保健所は，⑤(　　　　)や感染症などについての対策，地域の保健計画の策定，医療機関の開設許可など，広い地域にわたって専門的な保健サービスを中心に活動している。

□(3) ⑥(　　　　)などが運営している保健センターは，健康相談や健康教室，健康診断や⑦(　　　　)，生活習慣病検診，がん検診，訪問指導など，⑧(　　　　)住民に対する身近なサービスを中心に活動している。

保健機関は，健康増進や病気の予防，環境衛生などの役割を果たしているね。

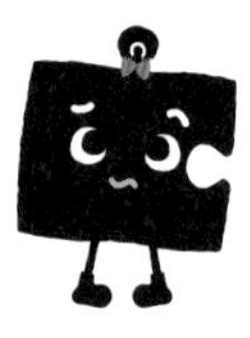

要点 地域では，国が定めた**健康増進法**などの法律に基づいた健康増進計画が策定されている。**保健所**や**保健センター**では運動教室や健康セミナーなどの健康増進や，病気予防のための保健サービスを提供している。

健康を守る社会の取り組み

時間 15分　解答 p.8

1 健康を守るための社会的活動について，次の各問いに答えなさい。 ▶▶ 1

□(1) 健康を守るための社会的活動を説明した次の文の内容が正しいものには○を，間違って（まちが）いるものには×を（　　）に書きなさい。

①国では厚生労働省が中心となって日本国憲法第25条の規定に基づいて人々の健康を保つための活動を行っている。（　　）

②ユニバーサルデザインの考え方を取り入れることで，誰（だれ）もが安全安心で，快適に暮らせる町になる。（　　）

③国民の健康増進を目的に制定されたのが，健康増進計画である。（　　）

□(2) 健康的な生活をするためには，個人の努力とともに，社会全体でそれを支（ささ）えたり，補ったりすることが重要である。この考え方を何というか。あてはまるものを次の㋐～㋓から選びなさい。（　　）

㋐セルフケア　㋑スマート・ライフ・プロジェクト

㋒ヘルスプロモーション　㋓バリアフリー

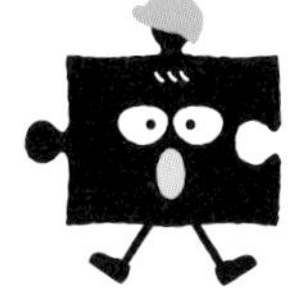

2 保健機関について，次の各問いに答えなさい。 ▶▶ 2

□(1) 保健所と保健センターの役割やサービスを表した図がある。（　　）にあてはまるものを次の㋐～㋙から選びなさい。

㋐市町村　㋑連携（れんけい）

㋒都道府県　㋓予防接種

㋔地域住民　㋕専門的

㋖指導・助言　㋗狂犬病（きょうけんびょう）

㋘国　㋙WHO

保健所

①（　　）や政令指定都市などが運営

②（　　）で広域的な保健サービス

食中毒の予防，感染症（かんせんしょう）の予防，③（　　）の予防など

④（　　）↕　↓⑤（　　）

保健センター

⑥（　　）などが運営

⑦（　　）への身近な保健サービス

健康相談，健康教室，⑧（　　）など

□(2) 保健所や保健センターの説明で間違っているものを次の①～④から１つ選びなさい。（　　）

①保健所からの情報は各家庭に配布されたり，地域の掲示板（けいじ）やインターネットで見たりすることができる。

②食品衛生の検査や指導を行うのは保健所である。

③保健センターは地域によって名称が異（こと）なることがある。

④保健センターで災害時の避難（ひなん）場所を知ることができる。

ミスに注意　1 (2)「スマート・ライフ・プロジェクト」は健康寿命（じゅみょう）を延（の）ばすことを目的にしたプロジェクト。

ぴたトレ 1

要点チェック

医療機関の利用と医薬品の使用

時間 10分　解答 p.8

(　)にあてはまる語句を答えよう。

1 医療機関とその利用

▶▶①

□(1) 病気やけがの治療が必要な場合は，①(　　　)や病院などの医療機関を利用する。

□(2) 医療機関は大別すると②(　　　)数が20床以上の③(　　　)と，②(　　　)数が19床以下の①(　　　)があり，設備や規模によって役割分担をしている。

□(3) 地域住民に身近な医院やクリニックなどの①(　　　)は，地域の人々の診療や健康管理などを行う④(　　　)となっている場合もある。一方，総合病院などの規模が大きい病院は，⑤(　　　)な治療や手術，⑥(　　　)が必要な患者などを担当している。このような医療機関の診療を受けるには，④(　　　)に⑦(　　　)状を書いてもらう。

健康状態をわかってくれているかかりつけ医がいると安心だね。

2 医薬品の作用と正しい使い方

□(1) 医薬品は，①(　　　)・けがの治療，または予防や診断のために用いられ，医療機関で②(　　　)から処方される医療用医薬品と，③(　　　)などで直接購入する一般医薬品に分けられる。

□(2) 医薬品には，病気の治療や予防などに効果的な作用である④(　　　)と，本来の目的とは異なる好ましくない作用の⑤(　　　)がある。

□(3) ⑤(　　　)は，医薬品の性質や服用する人の⑥(　　　)や病気の種類，使用方法などによって現れ方が異なる。

□(4) 医薬品が持つ④(　　　)を最大限に発揮し，⑤(　　　)を最小限に抑えるためには，②(　　　)や⑦(　　　)の指示，⑧(　　　)に従って使用回数，使用時間，⑨(　　　)などの使用方法を守る必要がある。

□(5) 医薬品の使用後，ふだんと異なる症状が現れた場合は，すぐに②(　　　)や⑦(　　　)に相談する必要がある。

□(6) 人間には，病気を自分の力で治そうとする⑩(　　　)力が備わっている。病気やけがのときに，医薬品を使用するのは，この⑩(　　　)力を補うためである。そのため，医薬品ばかりに頼らずに，ふだんから⑪(　　　)，休養・睡眠を十分にとり，体の抵抗力を高めておくことも重要である。

要点　医療機関は設備や規模によって役割分担している。身近な医療機関でかかりつけ医を持つことが大切。医薬品には主作用と副作用があるため，使用方法を守って使う必要がある。

ぴたトレ **2** 練習

医療機関の利用と医薬品の使用

時間 15分　解答 p.8

1 医療機関の利用について，次の問いに答えなさい。 ▶▶ 1

□ 医療機関の利用の仕方を説明した図がある。(　　)にあてはまるものを次の㋐～㋕から選びなさい。

㋐日常的な病気
㋑診療所
㋒総合病院
㋓紹介
㋔受診・相談
㋕高度な検査や入院

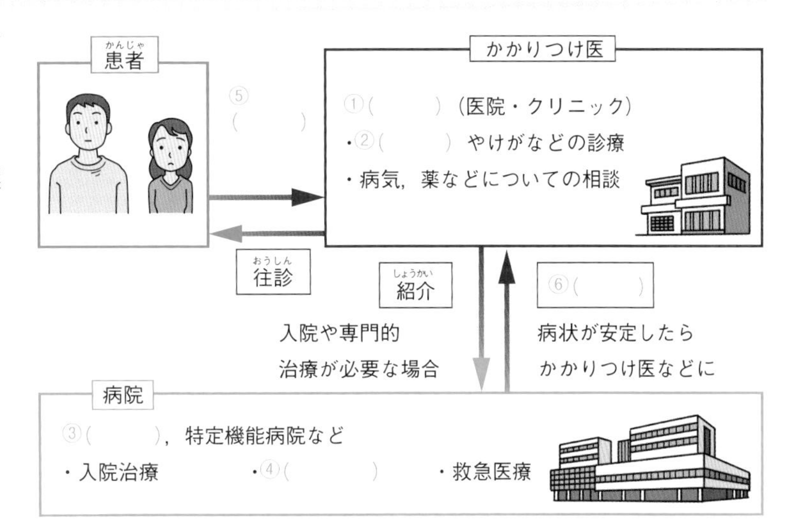

2 医薬品の使い方について，次の各問いに答えなさい。 ▶▶ 2

□(1) 医薬品の使用法を説明した次の各文で，正しいものに○を，間違っているものには×を(　　)に書きなさい。

①かぜをひいたとき，以前父が病院で処方された，余っていたかぜ薬を飲んだ。(　　)
②注意書きに「1日3回服用」と書かれていたので，朝･昼･晩に分けて飲んだ。(　　)
③以前飲んだときに強い副作用が出たことを思い出し，薬剤師に相談した。(　　)
④腹痛になったが症状が重くなかったので，決められた量の半分だけ飲んだ。(　　)
⑤12歳だが,「15歳未満は服用不可」と書かれていたので,量を減らして飲んだ。(　　)

□(2) 医薬品について説明した次の文の(　　)にあてはまるものを下の㋐～㋚から選びなさい。
医薬品には，性質や目的によってさまざまな形状がある。錠剤は服用後，①(　　)から吸収され，効き目の成分が肝臓を経て②(　　)に入り，全身に運ばれて効果が現れる。何種類もの医薬品を一緒に服用すると，それぞれの作用を強めたり，打ち消したりするので，複数の医療機関から③(　　)を受ける場合は医師や薬剤師に相談する。それまでに使用した薬の名前や量，飲み方，④(　　)の有無などが記録された⑤(　　)を病院で提示すると，医療機関が変わっても適切な処方を受けられる。

㋐血液　㋑処方　㋒小腸　㋓お薬手帳　㋔アレルギー
㋕筋肉　㋖嗜好　㋗胃　㋘生徒手帳　㋚タブレット

家にはどんな医薬品があるかな。注意書きも見てみよう。

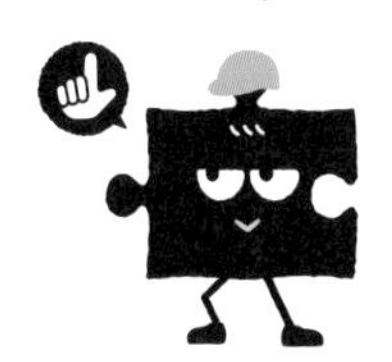

ミスに注意 2 (1) 医薬品の使い方を自己判断するのは危険。

ぴたトレ 3 確認テスト

健康な生活と病気の予防③

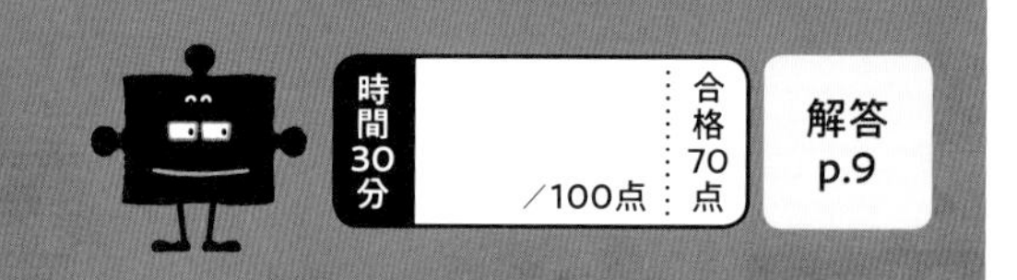

❶ 感染症の特徴について，次の問いに答えなさい。 20点

□ 感染症と性感染症についてまとめた表がある。(　　)にあてはまるものを下の㋐～㋙から選びなさい。

病名	病原体	主な感染経路	主な症状
①(　　)	インフルエンザウイルス	感染者の②(　　)やくしゃみで飛散した病原体を吸入など	③(　　)，頭痛，せき，鼻水，のどの痛み，筋肉痛，関節痛など
結核	④(　　)		③(　　)，体重減少，顔色不良，寝汗，せき，たんなど
性器クラミジア感染症	クラミジア・トラコマチス	⑤(　　)	男性…排尿痛，尿道からのうみなど 女性…無症状。症状が出ても軽い
性器ヘルペスウイルス感染症	⑥(　　)ウイルス		性器とその周辺のかゆみ，痛み，水ぶくれなど
エイズ〔⑦(　　)〕	⑧(　　)ウイルス	性的接触，血液感染，⑨(　　)	⑩(　　)機能の低下，感染症やがんの発症など

㋐結核菌　㋑性的接触　㋒インフルエンザ　㋓後天性免疫不全症候群
㋔免疫　㋕単純ヘルペス　㋖HIV　㋗母子感染　㋘発熱　㋙せき

❷ 感染症の予防について，次の各問いに答えなさい。 28点

□(1) 感染症の予防を説明した次の文について，下線部が正しいものには○を，間違っているものは正しく書き換えなさい。

①感染症を防ぐには，感染源をなくす，<u>感染経路</u>を断つ，体の抵抗力を高めることが大切である。

②体に病原体が入ってきたときは，リンパ球という<u>赤血球</u>の一種が病原体と闘う。

③免疫の仕組みを応用してつくられたのが<u>治療薬</u>である。

④予防していても感染症にかかることがある。早期に医療機関で診察を受けることで，回復と同時に，<u>周囲への感染拡大を防ぐ</u>ことにもつながる。

□(2) 性感染症の予防についての説明として，(　　)から正しいものを記号で選びなさい。

①性感染症は(㋐1度　㋑複数回)の性的接触で感染することがある。

②性感染症は潜伏期間が(㋐短い　㋑長い)のも特徴の1つ。

③医療機関で治療するときは，(㋐自分1人だけで　㋑相手と自分が同時に)治療を受けることが大切である。

成績評価の観点　技…健康・運動に関する技能　思…健康・運動に関わる思考・判断・表現

❸ 健康を守る社会の取り組みについて，次の各問いに答えなさい。 36点

□(1) 保健・医療機関についてまとめた次の文の(　　)にあてはまるものを下の㋐〜㋔から選びなさい。

保健機関には，都道府県・①(　　)などに設置された②(　　)と，市町村などに設置された③(　　)がある。医療機関には，ベッド数が20床以上の④(　　)と19床以下の⑤(　　)がある。

㋐診療所　㋑政令指定都市　㋒病院　㋓保健センター　㋔保健所

□(2) 記述 人々の健康・安全を守るための町づくりの考え方となる「ユニバーサルデザイン」とはどのようなことか，下の語句を使って説明しなさい。思

語句【 障がい　年齢　国籍　人々　製品　サービス　デザイン 】

❹ 医薬品の使い方について，次の各問いに答えなさい。 16点

□(1) 医薬品の説明について正しいものには○を，間違っているものには×を書きなさい。

①医薬品には，医師が処方する医療用医薬品と薬局などで購入できる一般用医薬品がある。

②医薬品には最も効果が期待される主作用と，その次に期待される効果の副作用がある。

③お薬手帳があると，過去に処方された医薬品がわかるため，飲み合わせ(薬物相互作用)の管理ができ，薬の重複や自分に合わない薬を処方されることを避けられる。

□(2) 医薬品の使い方を説明した次の①〜④のうち，正しいものを選びなさい。

①苦い薬だったため，ジュースと一緒に飲んだ。

②症状が同じような友達がいたので，病院から出された薬を分けてあげた。

③かぜっぽいので市販の薬を使おうとしたが，使用期限が切れていたので使うのをやめた。

④１週間分の薬を処方されたが，３日目でよくなった気がしたので飲むのをやめた。

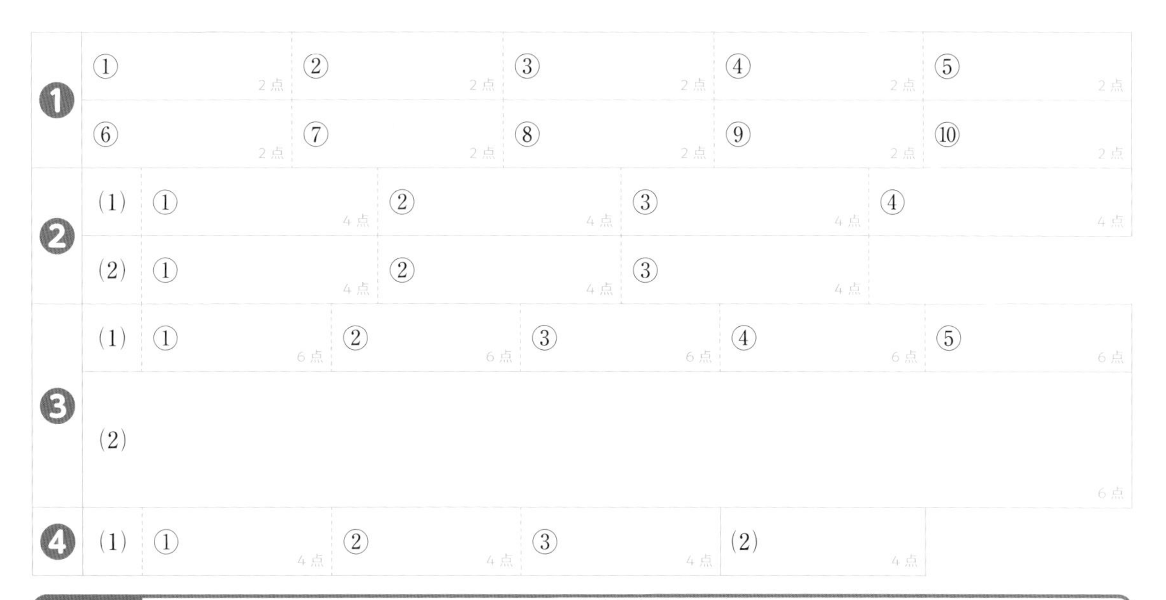

❶		① 2点	② 2点	③ 2点	④ 2点	⑤ 2点
		⑥ 2点	⑦ 2点	⑧ 2点	⑨ 2点	⑩ 2点
❷	(1)	① 4点	② 4点	③ 4点	④ 4点	
	(2)	① 4点	② 4点	③ 4点		
❸	(1)	① 6点	② 6点	③ 6点	④ 6点	⑤ 6点
	(2)	6点				
❹	(1)	① 4点	② 4点	③ 4点	(2) 4点	

定期テスト予報 感染症の種類と予防対策はよく出ます。性感染症の予防対策も覚えておきましょう。医薬品の正しい使い方も押さえておこう。

ぴたトレ 1 要点チェック

環境の変化と適応能力／活動に適した環境

時間 10分　解答 p.9

（　）にあてはまる語句を答えよう。

1 体の適応能力とその限界

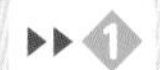

□(1) 人の体は，周囲の温度が変化したとき，諸器官の働きによって①（　　　　）を一定に保とうとする。

□(2) 人の体は，空気中の②（　　　　）の濃度や大気の③（　　　　）が変化したときでも，さまざまな機能を働かせて対応しようとしている。

□(3) 周囲の環境の変化に応じて，体の状態を一定に保とうとすることを④（　　　　）という。また，その働きを⑤（　　　　）という。

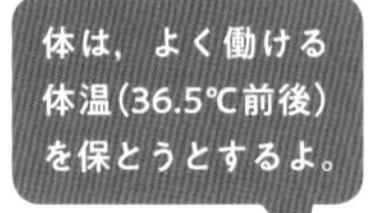

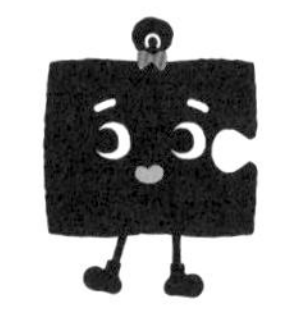

□(4) 人の体の⑤（　　　　）には⑥（　　　　）があり，周囲の環境が大きく，急激に変化すると対応できなくなり，体に影響が現れる。

□(5) 気温や湿度が高いところで長時間活動していると⑦（　　　　）の危険が増大する。一方，気温が低い冬の山や海などで遭難すると，体温が極度に低下する⑧（　　　　）になったり，凍死したりすることもある。

2 暑さ・寒さや明るさとその調節

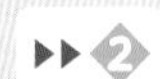

□(1) 人の体は，①（　　　　）が高いと気温が同じでも蒸し暑く感じる。一方，気温が同じでも②（　　　　）があると涼しく感じる。

□(2) 暑さや寒さの感じ方は，③（　　　　）や湿度，気流と深い関係がある。体温を一定に保ちつつ，人が効率よく快適に活動できる範囲内の温度を④（　　　　）という。

□(3) 周囲の環境が至適範囲を超えると，学習や作業の能率，スポーツの記録などが⑤（　　　　）しやすい。

□(4) 温熱条件の至適範囲には⑥（　　　　）がある。また，季節や活動・作業の内容によって変化する。

□(5) 明るさが不十分でうす暗かったり，逆に明るすぎたりする場所で作業を続けていると，目が疲労して能率が⑤（　　　　）しやすくなる。さらに，⑦（　　　　）が落ちる原因にもなる。

□(6) 自然の光による明るさは，⑧（　　　　）の位置や大きさ，さらに，天候や⑨（　　　　）によって変化する。そのため，室内の明るさを調節する場合は，カーテンや⑩（　　　　）器具を利用する必要がある。

要点　私たちの体には環境の変化への適応能力があるが，高温や低温になりすぎると適応能力にも限界がある。人間が活動するのに適した温度範囲を至適温度といい，個人差がある。

ぴたトレ 2 練習

環境の変化と適応能力／活動に適した環境

時間 15分　解答 p.9

1 体の適応能力について，次の各問いに答えなさい。 ▶▶1

□(1) 体温を調節する体の反応について説明した図がある。(　)にあてはまるものを次の㋐～㋕から選びなさい。

㋐汗　㋑震える
㋒緊張を緩める　㋓毛細血管
㋔広げる　㋕縮める

暑いとき	寒いとき
●熱の発生を抑える筋肉の①(　)	●熱の発生を高める体が②(　)
●熱の放射を高める皮膚近くの③(　)を④(　)	●熱の放射を抑える皮膚近くの③(　)を⑤(　)
●⑥(　)を出す	●体を⑤(　)

□(2) 熱中症の説明について，(　)にあてはまるものを下の㋐～㋕から選びなさい。

体の①(　)を超える高温多湿の環境で，熱中症になった場合，目まいや頭痛，はきけ，筋肉がピクピクと動く②(　)や③(　)を起こすこともある。熱中症を予防するには，周囲の環境をよく見極めて，こまめに④(　)を補給することが大切である。

㋐意識障害　㋑けいれん　㋒水分　㋓適応能力　㋔鉄分　㋕条件反射

2 暑さ・寒さや明るさとその調節について，次の各問いに答えなさい。 ▶▶2

□(1) 次の文の(　)にあてはまるものを下の㋐～㋖から選びなさい。

暑さ・寒さの感じ方には気温，湿度，①(　)の組み合わせ(温熱条件)が関係している。湿度が高いと②(　)が蒸発しにくくなり，体に③(　)がたまって暑く感じる。暑くも寒くもない生活や活動をしやすい温度範囲を④(　)という。

㋐至適温度　㋑気流　㋒熱　㋓汗　㋔気圧　㋕酸素　㋖光

□(2) 明るさについて説明した文や明るさの基準を示した表の(　)にあてはまるものを下の㋐～㋓から選びなさい。

明るさは照度によって表され，その単位を①(　)という。「学校環境衛生基準」では学校のさまざまな場所の照度の基準を定めており，細かい作業をする②(　)では750ルクス，③(　)は300ルクスの明るさが必要である。一方，それほど明るさが必要でない④(　)や昇降口は100ルクス以下でもよいとされている。

㋐廊下　㋑製図室　㋒ルクス　㋓教室

明るさ〔(①)〕	学校
750	(②)
500	被服教室，保健室など
300	(③)，体育館，職員室
200	トイレ，洗面所，ロッカー室
150	階段
100	(④)，昇降口，倉庫

ミスに注意 1 (1) 暑いときの体の反応と，寒いときの体の反応は逆になる。

ぴたトレ 1 要点チェック

室内の空気の条件

時間 10分　解答 p.9

(　　)にあてはまる語句を答えよう。

1 二酸化炭素による影響 ▸▸1

□(1) 人が①(　　　)したり，物が燃えたりしたときには，②(　　　)が使われる一方で，③(　　　)が発生する。

□(2) ③(　　　)の濃度が高まり，酸素が不足することで，④(　　　)や脈拍数の増加や頭痛，⑤(　　　)などの症状が現れ，最悪の場合，死亡することもある。

二酸化炭素の濃度が少しでも高くなると判断力が鈍ることがわかっているよ。

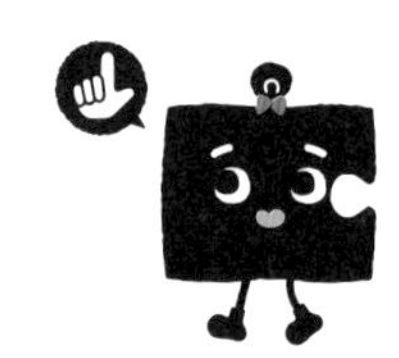

□(3) 閉め切った部屋に多くの人がいると，二酸化炭素の濃度のほかに気温や湿度も上昇し，ほこりやちり，⑥(　　　)なども増加する。

□(4) 二酸化炭素の濃度は，室内の空気の⑦(　　　)を知る目安になる。

2 一酸化炭素による影響と換気の必要性 ▸▸2

□(1) ①(　　　)は炭素を含む物が不完全燃焼することで発生する。①(　　　)は無色・②(　　　)で，発生しても気づかないことがある。発生源は，石油・ガス③(　　　)，ガス給湯器，練炭・炭こんろ，たばこの煙，④(　　　)の排出ガスなどがある。

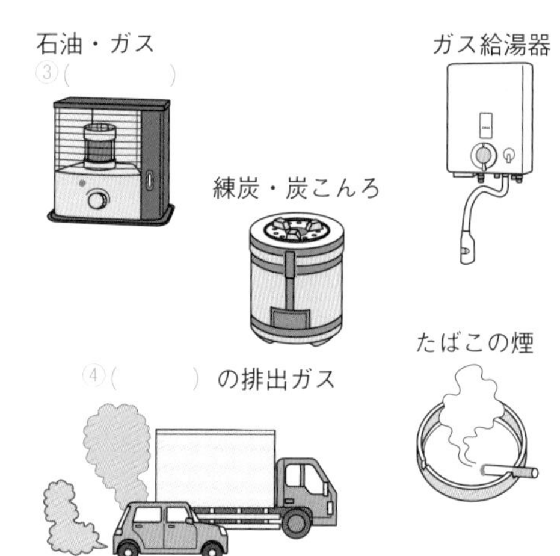

□(2) ①(　　　)が体内に入ると赤血球中の⑤(　　　)と比較的強く結び付くため，体中の酸素が⑥(　　　)し，①(　　　)中毒を引き起こす。

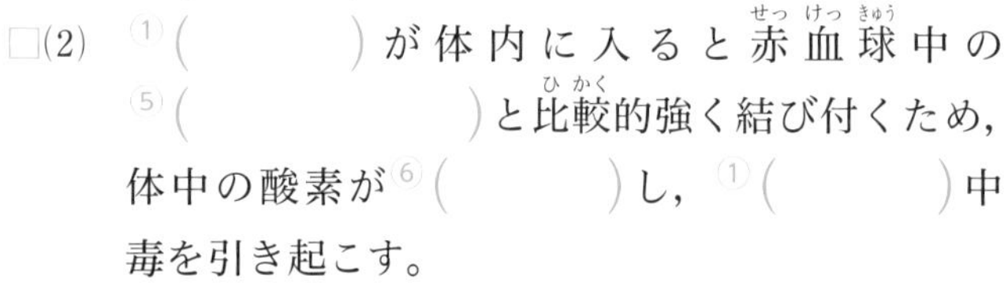

□(3) ①(　　　)中毒になると，⑦(　　　)，吐き気，めまいなどが起こり，⑧(　　　)することもあるので，濃度の基準が決まっている。

□(4) 室内の空気を常に新鮮にしておくには，定期的な⑨(　　　)が必要である。また，近年の建物は⑩(　　　)性が高く，汚れた空気が室内にこもりやすいので，計画的な⑨(　　　)が欠かせない。

□(5) ⑨(　　　)には，窓の開放などによって行う自然換気と，⑪(　　　)などの機器で強制的に行う機械換気(人工換気)がある。

要点 空気中の二酸化炭素の濃度が上昇すると体への悪影響がある。一酸化炭素が体に入ると酸素が欠乏して死に至ることもある。室内の空気をきれいに保つためには換気が必要。

ぴたトレ 2 練習

室内の空気の条件

時間 15分　解答 p.9

1 二酸化炭素について，次の各問いに答えなさい。 ▸▸ 1

□(1) 二酸化炭素濃度と体への影響を表した表がある。(　　)にあてはまるものを次の㋐～㋔から選びなさい。

㋐めまい
㋑死亡
㋒不快感
㋓呼吸困難
㋔骨折

濃度(%)	影響
1～2	①(　　)
3～4	呼吸数・脈拍数の増加，血圧上昇，頭痛，②(　　)
5～6	③(　　)
7～10	意識が数分で失われ④(　　)

□(2) 空気中の二酸化炭素濃度はどのくらいか。次の㋐～㋕から選びなさい。(　　)

㋐0.01%　㋑0.04%　㋒0.08%　㋓0.1%　㋔1%　㋕4%

□(3) 学校環境衛生基準での二酸化炭素濃度はどのくらいが望ましいとされているか。次の㋐～㋓から選びなさい。(　　)

㋐0.05%以下　㋑0.10%以下　㋒0.15%以下　㋓0.20%以下

2 一酸化炭素と換気の必要性について，次の各問いに答えなさい。 ▸▸ 2

□(1) 学校環境衛生基準での一酸化炭素濃度は何%以下とされているか。次の㋐～㋔から選びなさい。(　　)

㋐0.001%　㋑0.005%　㋒0.008%　㋓0.01%　㋔0.04%

□(2) 次の各文の(　　)から正しいものを選び，記号で答えなさい。

①石油やプロパンガスが(㋐完全燃焼　㋑不完全燃焼)すると一酸化炭素が発生する。(　　)

②一酸化炭素は，通常(㋐二酸化炭素　㋑酸素)を運ぶ血液中のヘモグロビンと非常に結び付きやすいので，体内に入ると酸素不足になる。(　　)

③室内の空気を正常に保つには，(㋐1か所のドア　㋑2か所の窓)の開放や換気扇などによる強制的な換気が必要である。(　　)

④家屋の建材に使われる接着剤などに含まれる有害な化学物質を吸い込むと，(㋐ホルムアルデヒド　㋑シックハウス)症候群になることがある。学校では，健康に影響はないか定期的に点検が行われている。(　　)

一酸化炭素の濃度が0.02%の場所に2～3時間いると軽い頭痛になるよ。

ヒント 2 (1) 数値で基準は決められているが，検出されないことが望ましい。

ミスに注意 2 (2) 炭素が含まれるものが燃える完全燃焼で二酸化炭素が発生する。

ぴたトレ 1

要点チェック

水の役割と飲料水の確保

時間 10分　解答 p.9

（　）にあてはまる語句を答えよう。

1 水の役割とその利用

▶▶ 1

□(1) 人間の体重の60～70%は①（　　　）が占(し)めている。

□(2) 人間にとって水分は，②（　　　）や酸素の運搬(うんぱん)，不要な③（　　　）の排出(はいしゅつ)，汗(あせ)として流れて④（　　　）を調節するなど，生命維持(いじ)や健康を保つための重要な働きをしている。

□(3) 人間が生きるには，⑤（　　　）あたり2～2.5Lの水分が必要である。水分が不足すると脱水症状(だっすいしょうじょう)が現れ，体重の20%の水分を失うと死亡する危険が高まるため，定期的な水分補給(ほきゅう)が大切である。

人間の体の水分は年齢によっても異なるよ。

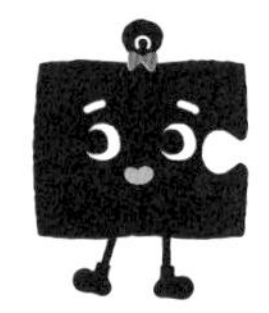

□(4) 水は用途ごとに，飲料水，洗濯(せんたく)，入浴，食事の調理，水洗トイレなど家庭で使用される⑥（　　　），公園や病院などで使われる公共用水，農業や工業などで使用される⑦（　　　）に分けられる。

2 飲料水の確保

▶▶ 2

□(1) 飲料水に有害物質や病原性の微(び)生物などが含(ふく)まれていると，中毒や感染症を起こすなど健康に影響(えいきょう)を及(およ)ぼすため，安全のために①（　　　）が定められている。

□(2) 河川(かせん)やダムなどから引かれた水は，②（　　　）で沈殿(ちんでん)，ろ過，塩素による③（　　　）がなされたあと，①（　　　）に沿った④（　　　）が行われ，家庭に供給される。

□(3) 日本では，暮(く)らしが豊かになるとともに水の使用量も増え，⑤（　　　）が少ない年には水不足の問題が深刻になることがある。特に，⑥（　　　）では，慢性(まんせい)的な水不足になりやすい。

□(4) 水不足に加えて，台風や地震(じしん)などの⑦（　　　）で水道施設(しせつ)が被災(ひさい)したときの断水や給水制限に備える必要性もある。そのため，⑧（　　　）対策やさまざまな排水(はいすい)の再利用，水道施設の耐震(たいしん)化などの取り組みが進められている。

■浄水場(じょうすいじょう)の仕組み

取水
河川や湖，ダムから水を取り入れる。
↓
沈殿
水に含まれる不純物を沈める。
↓
ろ過
砂や砂利(じゃり)の層を通して水をこす。
↓
消毒
こした水を塩素などで消毒する。
↓
水質検査

要点　飲料水は，水質検査で水質基準を満たしていることを確認して供給されている。水は用途ごとに家庭用水，公共用水，産業用水として利用されている。

ぴたトレ **2** 練習

水の役割と飲料水の確保

時間 15分　解答 p.9

❶ 水の役割と利用について，次の問いに答えなさい。　▸▸ 1

□ 水と体の関係を示した文と図がある。(　　)にあてはまるものを下の㋐～㋕から選びなさい。
人間の体重の①(　　　)%は水分で，飲み物や食べ物の水分を通して体内に水分を取り込み，呼吸や汗，尿，便などによって水分を排出している。人間の生命維持に必要な水分は1日あたり②(　　　)Lとされている。
体内の水分の約③(　　　)%が失われると脱水症状が現れ，④(　　　)%が失われると死亡するとされている。

体内に入る水分　飲み物　食べ物の水分　体内でつくられる水分量　体内から失われる水分　呼吸・蒸発

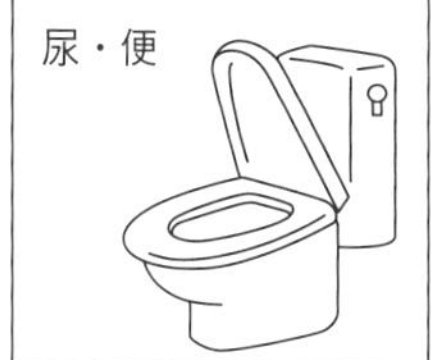

㋐2　㋑60～70　㋒2～2.5　㋓20　㋔1　㋕100

❷ 飲料水の確保について，次の各問いに答えなさい。　▸▸ 2

□(1) 衛生的な水道水が供給されるまでを示した図がある。(　　)にあてはまるものを次の㋐～㋔から選びなさい。
㋐ろ過　㋑ダム　㋒浄水場
㋓消毒　㋔下水処理場

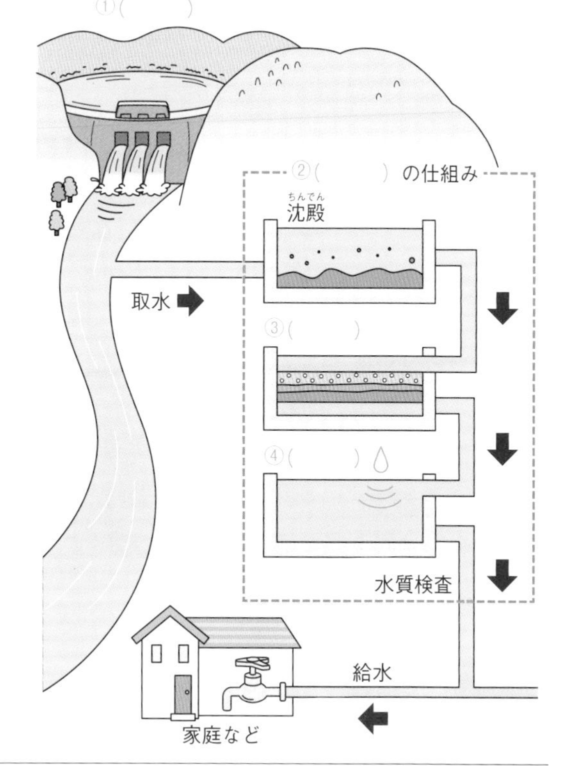

□(2) ④の工程で使うものは何か，㋐～㋓から選びなさい。(　　　)
㋐水素　㋑塩素　㋒酸素　㋓窒素

□(3) 水質検査で満たしているかどうかを確認するものは何か。次の㋐～㋓から選びなさい。
(　　　)
㋐生活用水　㋑水質基準
㋒水道施設　㋓学校環境衛生基準

ミスに注意 ❶ 体内に入る水分は飲み物や食べ物の水分で約2.2Lになる。

ぴたトレ 1
要点チェック

生活排水とごみの処理

時間 10分　解答 p.9

(　)にあてはまる語句を答えよう。

1 生活排水と，し尿の処理

▶▶❶

□(1) 調理や洗濯，風呂などで使われる生活雑排水と，水洗トイレから出るし尿(大便・小便)を含んだ水を合わせて①(　　　　　)という。

□(2) 生活雑排水には調理ごみや油，②(　　　　)などが混じっている。また，し尿には病原性の③(　　　　)がいることもあるので，環境や健康へ影響を与えないためにも④(　　　　)に処理する必要がある。

□(3) トイレが水洗化されている家庭から出される，し尿を含んだ水は，⑤(　　　　)が完備された地域の場合は⑥(　　　　　)で処理されるが，⑤(　　　　)が完備されていない地域では⑦(　　　　)で処理される。

□(4) 水洗化されていない家庭で出るし尿は，大部分がバキュームカーで集められて⑧(　　　　　)で処理されるが，一部では下水道投入，⑨(　　　　)として活用する農地還元などの方法で処理されている。また，⑤(　　　　)が完備されていない地域では，生活雑排水が未処理のまま川や海に流されることもある。

□(5) 下水道の整備が難しい山間部などでは，生活雑排水とし尿を同時に微生物の力で処理できる⑩(　　　　　　)の整備が進められている。

2 ごみの処理

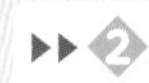

□(1) 日常生活に伴って毎日出る①(　　　　)を放置すると自然環境や健康に悪影響が出るため，衛生的な処理が必要である。

□(2) ①(　　　　)は市区町村などにより収集され，資源化，再利用，施設での②(　　　　)，最終処分場への③(　　　　)などの方法で処理されている。

□(3) 現在，①(　　　　)から排出される有害な物質による健康問題，環境問題，資源の④(　　　　)，最終処分場の残存容量不足などから，大量生産・⑤(　　　　)型の社会の見直しが進んでいる。

□(4) ①(　　　　)の発生量を抑える「⑥(　　　　　)」，捨てずにそのまま繰り返し使う「⑦(　　　　　)」，廃棄されたものを資源として分別回収して再生利用する「⑧(　　　　　)」を合わせた３Ｒの取り組みが，各地で行われている。

□(5) 今後は限りある資源を有効に活用するため，個人や自治体，企業が協力し，社会全体で資源を循環させて使用する⑨(　　　　　)の実現が重要である。

要点　生活雑排水やし尿は，下水道が完備されている地域では下水処理場で処理される。ごみの問題を解決するためには３Ｒを推進し，循環型社会を目指していくことが求められている。

ぴたトレ 2 練習

生活排水とごみの処理

時間 15分 解答 p.10

1 生活排水とし尿の処理について，次の問いに答えなさい。 ▶▶1

□ 生活雑排水と，し尿の処理について説明した文の内容が正しいものには○を，間違っているものには×を(　　)に書きなさい。

①生活排水は，洗剤や油などが含まれた生活雑排水と水洗トイレから出されるし尿を合わせたもの。(　　)

②下水道がない家庭の生活雑排水の一部は，未処理のまま川や海にになどに流されてしまっている。(　　)

③水洗化されていない家庭から出るし尿は，下水処理場で処理されている。(　　)

④し尿と生活雑排水をまとめて処理できるものを単独処理浄化槽という。(　　)

下水道の普及率は年々上昇しているけど，まだ整備されていない地域もあるよ。

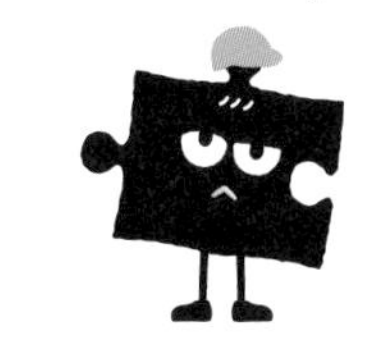

2 ごみ処理について，次の各問いに答えなさい。 ▶▶2

□(1) ごみ処理の方法について，あてはまらないものを次の㋐～㋔から選びなさい。(　　)

㋐埋め立て　㋑資源化　㋒焼却　㋓再利用　㋔投棄

□(2) 限りある資源を有効に活用する社会を表した図がある。(　　)にあてはまるものを次の㋐～㋒から選びなさい。

㋐リデュース
㋑リユース
㋒リサイクル

天然資源 → 生産 → 消費・使用 → 廃棄 → 処理 → 最終処分

資源利用の減量 ①(　　)
②(　　) 再生利用
③(　　) 再使用
①(　　) ごみの発生抑制
最終処分（埋め立て）
処理（再生・焼却など）

□(3) 次のⒶ～Ⓒは図の①～③のどれにあてはまるか。番号で答えなさい。

Ⓐ着ない服をフリーマーケットに出した。(　　)

Ⓑペットボトルは資源ごみとして回収ボックスに入れた。(　　)

Ⓒレジ袋を使用しないで，マイバッグを持ち歩いている。(　　)

□(4) 図のような社会を何というか。あてはまるものを次の㋐～㋓から選びなさい。(　　)

㋐持続型社会　㋑循環型社会　㋒環境型社会　㋓大量生産・大量消費社会

ミスに注意 1 下水処理場で処理するためには下水道が必要。

ヒント 2 (1) 分別回収されたごみは，種類に応じて処理される。

ぴたトレ 1 要点チェック

環境の汚染と保全

時間 10分　解答 p.10

（　）にあてはまる語句を答えよう。

1 環境汚染の健康への影響と対策

▶▶1

□(1) 廃棄物が適切に処理されずに自然界に排出されると環境を汚染するだけでなく，人の体にも入って①（　　　）に悪影響を与える。

□(2) 日本では1950年代以降，経済が急速に発展する一方で，工場などから大量の②（　　　）が排出され，全国各地で③（　　　）による被害が問題になった。

□(3) 代表的な③（　　　）としては，熊本県の④（　　　），新潟県の新潟水俣病，富山県の⑤（　　　），三重県の四日市ぜんそくなどがある。

②（　　　）		①（　　　）への影響
大気②（　　　）	硫黄酸化物	気管支炎，ぜんそくなど
	窒素酸化物	呼吸器系の抵抗力の低下など
水質②（　　　）	有機水銀	頭痛，不眠，神経痛，言語障害など④（　　　）
	カドミウム	腎臓障害，骨軟化症など⑤（　　　）
	シアン	けいれん，意識障害，呼吸停止など

□(4) ③（　　　）は生命や健康より⑥（　　　）が優先されていたため，発見や対策が遅れた。今後は，③（　　　）による被害を繰り返さないために，学んだ教訓を⑦（　　　）で共有することが重要である。

□(5) 近年，公害は地域の住民運動や⑧（　　　）法に基づいた規制が進み，少しずつ改善されてきている。

2 近年の環境問題とその対策

▶▶2

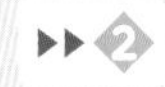

□(1) 1993年には①（　　　）が定められ，より計画的，総合的な公害対策が進められている。また，①（　　　）では国際的な協調のもと，②（　　　）の保全を積極的に推進することなどが規定されている。

□(2) 現在，大量に発生するごみ，生活排水，有害な化学物質，海洋汚染，国境を越える大気汚染，温室効果ガスによる③（　　　）など，日本だけでなく，世界でもさまざまな④（　　　）問題が起こっている。

大気汚染物質の1つ，微小粒子状物質(PM2.5)も健康への悪影響があるとされているよ。

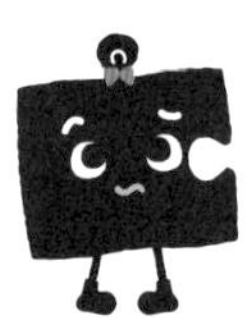

要点 汚染物質が体内に入ると，健康に悪影響を及ぼす。日本では公害によって深刻な被害が起きた。現在もさまざまな環境問題が地球規模で起きている。

環境の汚染と保全

時間 15分 解答 p.10

1 環境汚染の健康への影響について，次の各問いに答えなさい。 ▶▶1

□(1) 汚染物質と健康への影響をまとめた表がある。(　　)にあてはまるものを次のア～エから選びなさい。

ア水質汚染
イぜんそく
ウ大気汚染
エ全身の痛み

①(　　　)物質	
硫黄酸化物	気管支炎，②(　　　)などを起こす。
窒素酸化物	呼吸器系の抵抗力低下，呼吸器障害などを起こす。
③(　　　)物質	
A有機水銀	頭痛，不眠，神経痛，言語障害などを起こす。
Bカドミウム	腎臓障害，骨軟化症，④(　　　)などを起こす。
シアン	けいれん，意識障害などを起こす。

□(2) 下線Aと下線Bの物質が原因で発生した公害病を何というか，あてはまるものを下のア～エから選びなさい。

A(　　　)
B(　　　)

ア四日市ぜんそく　イ水俣病　ウイタイイタイ病　エ慢性ヒ素中毒

2 近年の環境問題について，次の各問いに答えなさい。 ▶▶2

□(1) 環境問題について書かれた次の各文の(　　)の語句のうち，正しいものを選び，記号で答えなさい。

①環境問題への対策として1993年に制定されたのが(ア環境基本法　イ循環型社会形成推進基本法)。 (　　　)

②現在のさまざまな環境問題に対して，(ア地域限定　イ地球規模)の空間的な視点と，(ウ過去　エ将来)への影響という時間的な視点で対策をする必要がある。(　　　)

□(2) 次の環境問題の説明文と関係の深い事柄を下のア～エから選びなさい。

①気温が上昇することで，気候の変化や海面の上昇が起こり，健康や食生活，経済など人間の生活にさまざまな影響を及ぼす。 (　　　)

②微小粒子状物質を吸い込むことで健康被害を引き起こす。 (　　　)

③海などで細かく砕けたプラスチックが将来的に健康被害を起こす可能性がある。 (　　　)

④プランクトンが大増殖し，魚や貝が死滅する。 (　　　)

ア赤潮　イマイクロプラスチック　ウPM2.5　エ地球温暖化

プラスチックのごみ問題をきっかけにして，レジ袋が有料化されたね。

ヒント 2 (1) 環境問題は1つの国の問題ではなく，さまざまな国とも関係している。

ぴたトレ 3 確認テスト

健康と環境(かんきょう)

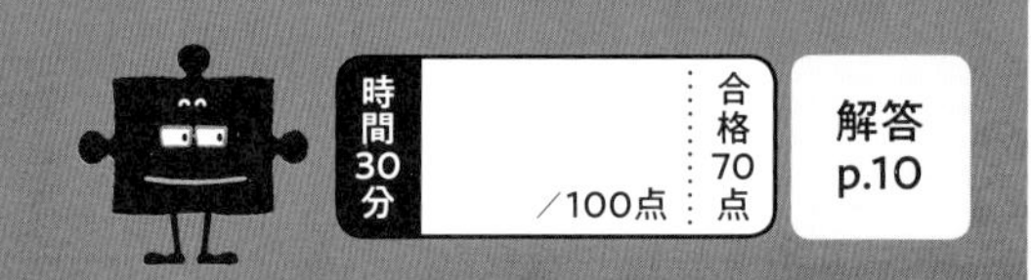

1 環境の変化と体の適応能力について，次の各問いに答えなさい。 30点

□(1) 体の適応能力について，次の文の(　　)にあてはまるものを下の㋐～㋔から選びなさい。

人の体は，周囲の環境が変化すると諸器官を働かせ，体の状態を保とうとする。この働きを①(　　)という。例えば，酸素濃度(のうど)の低い高地の生活を続けていると，体が適応して心肺機能が高まる。さらに血液中の②(　　)が増えて酸素の運搬(うんぱん)能力が高まる。これを利用したスポーツトレーニングを③(　　)という。

人の体は，暑くなると皮膚(ひふ)近くの④(　　)の熱を外に逃(のが)そうとする。逆に，寒くなると体を震(ふる)わせて熱を⑤(　　)させる。

㋐適応能力　㋑高地(高所)トレーニング　㋒毛細血管　㋓発生　㋔赤血球(せっけっきゅう)

□(2) 活動に適した環境について説明した文で，正しいものには○を，間違(まちが)っているものには×を記入しなさい。

①炎天下(えんてんか)でスポーツをし続けると，脱水症状(だっすいしょうじょう)や塩分の欠乏(けつぼう)が起こり熱中症(ねっちゅうしょう)になる。

②教室の至適(してき)温度は，17～28°Cである。

③明るさも場所に応じて適切に調整する必要があり，学校では階段や廊下(ろうか)を最も明るくする必要がある。

④気温が高くても，風が強い場合は体感温度は低くなる。

□(3) 空気中の二酸化炭素の濃度(のうど)が高まり，酸素が不足することで，私たちの体にはどのような症状が現れるか，あてはまらないものを次の㋐～㋕から選びなさい。

㋐めまい　㋑頭痛　㋒不快感　㋓呼吸困難　㋔関節の痛み　㋕血圧上昇(じょうしょう)

2 水の役割と飲料水について，次の各問いに答えなさい。 24点

□(1) 体内での水の役割を説明した文がある。(　　)にあてはまるものを下の㋐～㋔から選びなさい。

・体内に①(　　)や酸素を運んで，汗(あせ)や尿(にょう)などの②(　　)として排出(はいしゅつ)する。

・酸素や栄養素を全身にスムーズに運搬(うんぱん)できるよう③(　　)の濃度を一定に保つ。

・暑いときは汗(あせ)をかいて④(　　)を一定に保つ。

㋐体温　㋑体液　㋒栄養物質(栄養素)　㋓老廃物(ろうはいぶつ)　㋔二酸化炭素

□(2) 浄水場(じょうすいじょう)の水質基準として正しいものには○を，間違っているものには×を記入しなさい。

①病原性微生物(びせいぶつ)が含(ふく)まれていないこと。

②異臭(いしゅう)がしないこと。

③色がついていたり濁(にご)っていたりしないこと。

④塩素を含んでいないこと。

成績評価の観点　技…健康・運動に関する技能　思…健康・運動に関わる思考・判断・表現

❸ 生活排水の処理の図を見て，次の各問いに答えなさい。　16点

□(1) ①～③の(　)にあてはまるものを次の㋐～㋓から選びなさい。

㋐し尿処理施設　㋑浄化槽
㋒下水処理場　㋓浄水場

□(2) ④について，生活雑排水とし尿を一緒に処理できるものを何というか。次の㋐～㋔から選びなさい。

㋐汚泥再生処理センター
㋑単独処理浄化槽
㋒合併処理浄化槽　㋓バキュームカー　㋔ダム

し尿
下水道
排水
④(　　　)
①(　　　)
汚泥
汚泥
②(　　　)
③(　　　)

❹ ごみ処理について，次の各問いに答えなさい。　30点

□(1) ごみ処理を説明した文について正しいものには○を，間違っているものには×を記入しなさい。

①日本で１年間に出るごみは，１人あたり約350kgになる。
②ごみは，焼却と埋め立てのみで処理される。
③ゴミの焼却で発生した有害物質による健康問題があった。

□(2) 記述 環境問題を改善するために広まった「３Ｒ」とは何を示しているか。３つの言葉で答えなさい。

□(3) 記述 「３Ｒ」の取り組みを通して，限りある資源を有効に使うことを目指した社会を何というか。

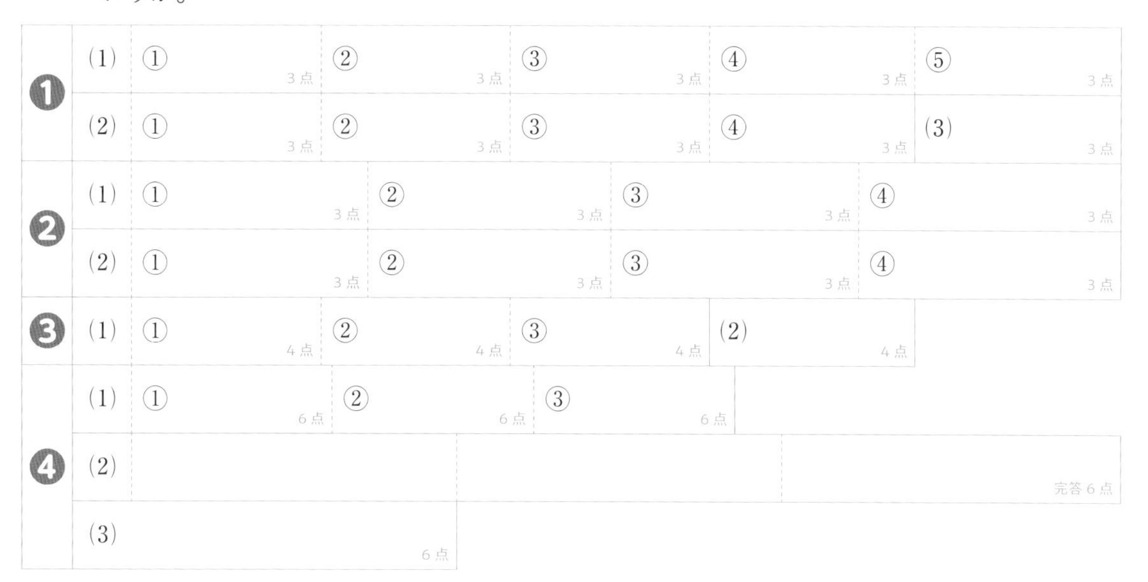

❶	(1)	① 3点	② 3点	③ 3点	④ 3点	⑤ 3点
	(2)	① 3点	② 3点	③ 3点	④ 3点	(3) 3点
❷	(1)	① 3点	② 3点	③ 3点	④ 3点	
	(2)	① 3点	② 3点	③ 3点	④ 3点	
❸	(1)	① 4点	② 4点	③ 4点	(2) 4点	
❹	(1)	① 6点	② 6点	③ 6点		
	(2)			完答6点		
	(3)	6点				

定期テスト予報　3Rとその目指す社会の説明はよく出ます。二酸化炭素や一酸化炭素の特徴と体に与える影響についても押さえておこう。

ぴたトレ 1 要点チェック

体つくり運動／体ほぐし運動

時間 10分　解答 p.10

（　）にあてはまる語句を下から選び，記号で答えよう。

1 体つくり運動

▶▶p.94 1

□(1) 体つくり運動は，自分や①（　　　）の心と体と向き合い，体を動かす楽しさや②（　　　）を味わいつつ，心身をほぐし，③（　　　）を高め，目的に合った運動を④（　　　）ことができるようになることを目的としている。

□(2) 体つくり運動は，⑤（　　　）の運動と体力を高める運動で構成され，日常生活やスポーツなどの必要に応じ，⑥（　　　），どこでも，誰とでも，⑦（　　　）に行うことができる。

運動やスポーツを行うと，体と心にさまざまな健康効果があるよ。

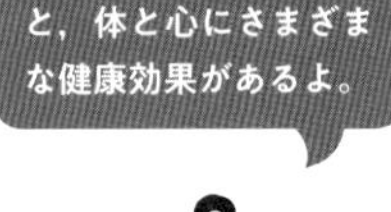

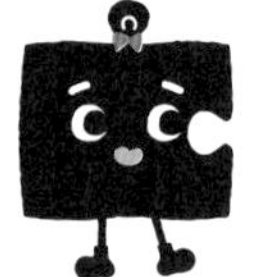

□(3) 運動を続けることで，以前より素早く動けるようになったり，力強く，⑧（　　　）動けるようになる楽しさなどがある。

㋐体ほぐし　㋑体力　㋒心地よさ　㋓長く　㋔仲間
㋕手軽　㋖いつでも　㋗組み合わせる　㋘短く

2 体ほぐしの運動（姿勢の転換運動，伸展運動と脱力運動）

▶▶p.94 2

□(1) 体ほぐしの運動は，心と体の①（　　　）に気づき，体の調子を整え，手軽な運動や②（　　　）な運動を行うことで，体を動かす③（　　　）や心地よさを感じ，体力を高め，④（　　　）に合った運動を習得し，組み合わせられるようになることがねらいである。

□(2) 体ほぐしの運動をすると，体の余分な⑤（　　　）がほぐれて，動きが⑥（　　　）になる。また，精神的な⑦（　　　）も解消され，心と体の安定を図ることができる。

□(3) 体ほぐしの運動では，自分や仲間の心と体の状態に気づくことで，互いを知り，認め合い，⑧（　　　）交流できるようになる。

□(4) 伸展運動と脱力運動は，体を伸ばした後，力を抜いて⑨（　　　）する心地よさを味わう。体のいろいろな⑩（　　　）で試す。

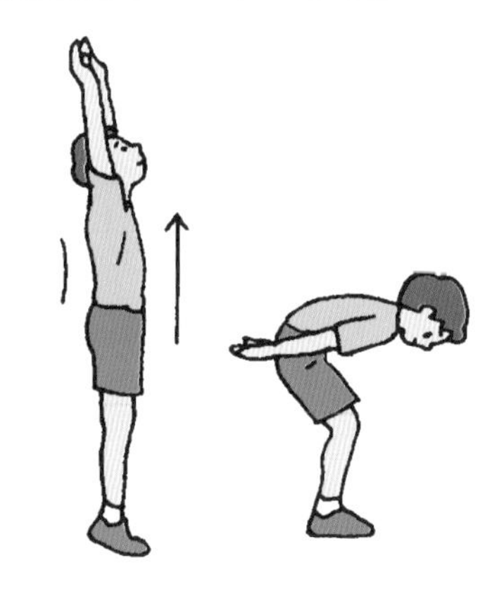

㋐楽しさ　㋑ストレス　㋒関係　㋓スムーズ
㋔部位　㋕リラックス　㋖緊張　㋗親しく
㋘目的　㋙リズミカル

要点　体つくり運動には，体ほぐしの運動と体力を高める運動がある。運動を通して仲間と交流し，体を動かす楽しさや心地よさを味わうことができる。

ぴたトレ 1

要点チェック

体ほぐし運動

解答 p.10

(　　)にあてはまる語句を下から選び，記号で答えよう。

1 体ほぐしの運動(移動運動)

▶▶p.94 ❷

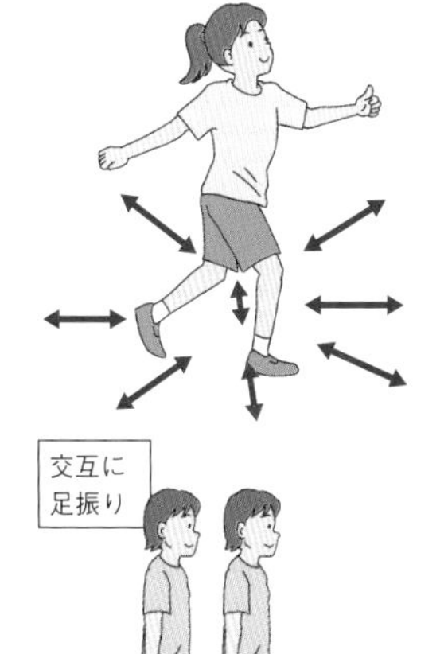

□(1) 移動運動を始める前は，２～３秒間①(　　　　)した姿勢で構えて，２～３分間動き，再び②(　　　　)の姿勢に戻(もど)る。

□(2) 移動運動は③(　　　　)や距離(きょり)，方向などの条件を④(　　　　)させつつ，動き方を選び，軽快かつ⑤(　　　　)に動くとよい。

□(3) 大股(おおまた)歩きや足振(ふ)り走りなど，さまざまな歩き方や走り方を考えて，⑥(　　　　)やジョギングと組み合わせて，動き続ける。

□(4) ボールや⑦(　　　　)などの用具を使って⑧(　　　　)と動いてみる。

㋐変化　㋑リズミカル　㋒ウォーキング　㋓リラックス
㋔構え　㋕縄(なわ)　㋖スピード　㋗のびのび

2 体ほぐしの運動(仲間と協力して動く運動)

▶▶p.94 ❷

□(1) 仲間と協力して行う運動は，相手の心や体の状態に①(　　　　)ながら，協力して体の各部を動かす。

□(2) ペアになって行う②(　　　　)では，③(　　　　)を伸ばしたり，体を④(　　　　)させ体を反(そ)らしたりする。

息を吐(は)きながら

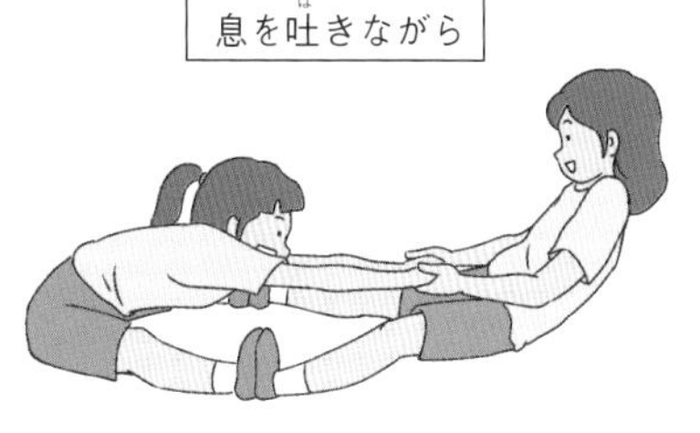

□(3) ペアになって行うものには，⑤(　　　　)をほぐす運動や⑥(　　　　)を合わせる運動がある。さらに人数を増やして⑦(　　　　)で行うこともできる。

㋐体側　㋑グループ
㋒力　㋓リラックス
㋔気づき　㋕緊張
㋖ストレッチング

仲間と手を引き合い
立ち上がる

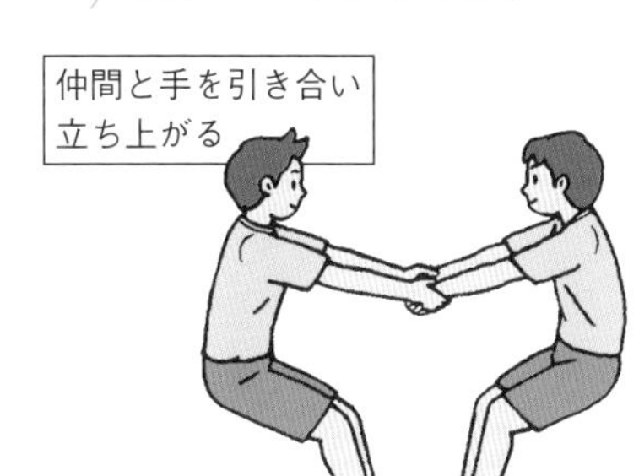

ペアでリズムに乗って

要点 体ほぐしの運動では，軽快にリズミカルに動いて体の調子を整える**移動運動**や，相手の心や体の状態に気づきながら**仲間と協力して行う運動**がある。

体育実技編　体つくり運動

ぴたトレ 1 要点チェック

体力を高める運動

時間 10分　解答 p.10

(　)にあてはまる語句を下から選び，記号で答えよう。

1 柔軟性を高める運動

▶▶p.95 1

□(1) 体の各部位の①(　　　)を曲げたり，伸ばしたり，回したり，ひねったりして②(　　　)や腱を伸ばすことで，各部位の③(　　　)を広げることがねらいである。

□(2) 体の柔らかさを高めるための運動としてはストレッチングがあり，静的ストレッチングと④(　　　)ストレッチングに分けられる。

□(3) ストレッチの意味は，「⑤(　　　)」「広げる」である。

□(4) 柔軟性が高まると血行がよくなり，疲労回復や⑥(　　　)などの効果が期待できる。

□(5) 動きが速く正確になるため，⑦(　　　)が向上する。さらに，強い動きができるようになることで，スポーツなどでの⑧(　　　)が高まるだけでなく，活動中の⑨(　　　)を防ぐ効果がある。

㋐可動範囲　㋑作業能率　㋒関節　㋓動的　㋔競技力
㋕筋肉　㋖リフレッシュ(気分転換)　㋗けが　㋘伸ばす

体の各部位を前もって緊張したり，意識的に解禁したりして，可動範囲を広げよう。

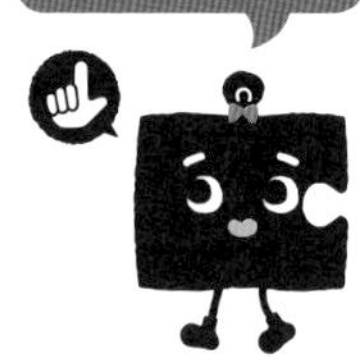

2 巧みな動きを高める運動

▶▶p.95 1

□(1) 巧みな動きを高める運動では，歩く・走る・跳ぶ・弾む・振るなどの①(　　　)な動きを変化させたり，②(　　　)たりして，リズミカルに③(　　　)よく動いたり，力を調整して素早く動いたりする能力を高めることがねらいである。

□(2) 基本的な動きを組み合わせて④(　　　)を工夫したり，さまざまな用具を使ったりしてリズミカルに動いてみるとよい。

□(3) 巧みな動きができるようになると，⑤(　　　)な動きが減り，運動による⑥(　　　)が少なくなる。

□(4) 相手やボールなどのさまざまな動きに対応して③(　　　)よく動けるようになる。

㋐疲れ(疲労)　㋑ステップ　㋒無駄　㋓組み合わせ
㋔タイミング　㋕基本的

弾みながら
足を交互に
前後に振る

交互つき

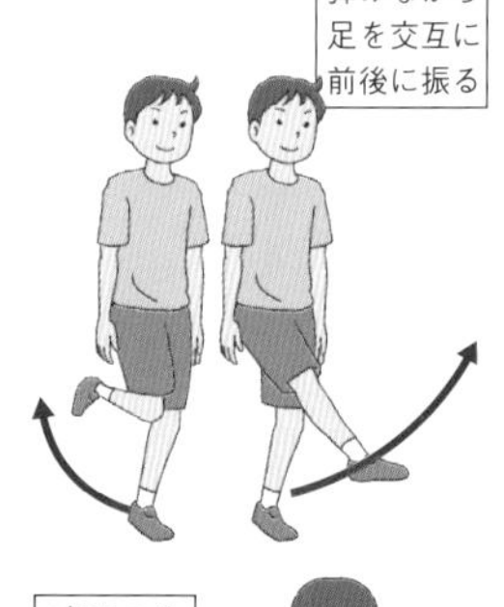

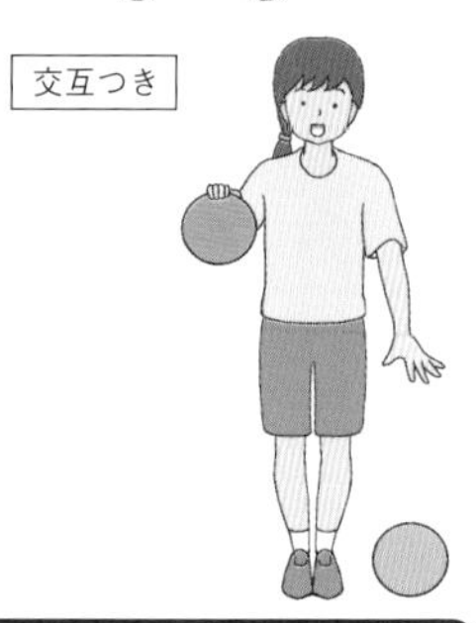

要点 ストレッチングによって筋肉や腱を伸ばすことで，各部位の柔軟性を高めることができる。歩く・走る・跳ぶなどの動きを組み合わせてリズミカルに動くことで巧みな動きができる。

体力を高める運動

解答 p.10

（　）にあてはまる語句を下から選び，記号で答えよう。

1 力強い動きを高める運動

▶▶p.95 ❷

□(1) 力強い動きを高める運動は，①（　　　）や各種②（　　　）などに必要な，力強い動きを高めることがねらいである。

□(2) 自分の③（　　　）や人や物などを負荷として，それらを動かしたりすることで，高めることができる。

□(3) 足や④（　　　）が強くなり，力強く動けるようになると，坂道や階段の⑤（　　　）などが楽にできるようになる。力強い動きが高まると，ダッシュやストップ，ジャンプなどの⑥（　　　）な動作が力強く素早くできるようになり，体力(筋力)を補強できる。

立ち幅跳び

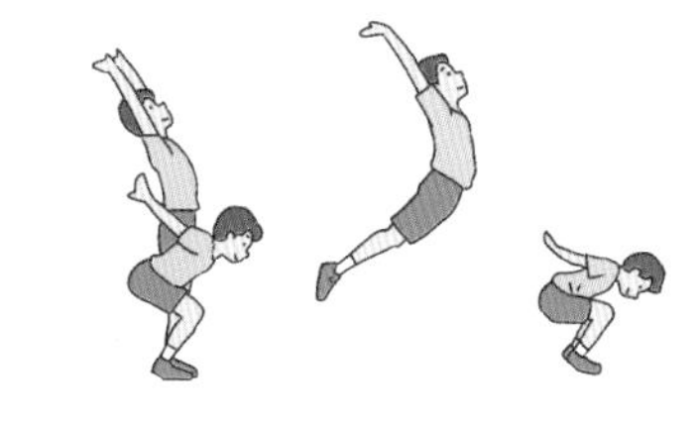

㋐スポーツ　㋑上り下り(昇降)　㋒瞬発的　㋓腰　㋔日常生活　㋕体重

2 動きを持続する能力を高める運動

▶▶p.95 ❷

□(1) 動きを持続する能力を高める運動は，①（　　　）を体に取り込みながら，運動を一定の②（　　　）続けたり，一定の③（　　　）を反復して行ったりすることで④（　　　）を向上させ，動きを持続する能力を高めることがねらいである。

□(2) 動きを持続する能力が高いと，酸素⑤（　　　）能力が向上し，運動を続けても疲れにくくなる。また，⑥（　　　）がつき相手との競り合いにも強くなる。

□(3) スポーツを行うための体力を高めたい人は，そのねらいに応じていろいろな運動を⑦（　　　）て行うことが大切である。

㋐心肺機能　㋑組み合わせ　㋒スタミナ(持久力)
㋓摂取　㋔酸素　㋕回数　㋖時間

ジョギング
腕を動かしながら
その場で軽く走る

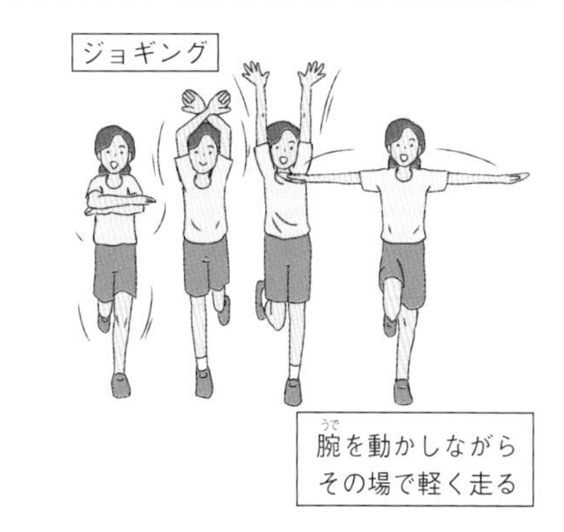

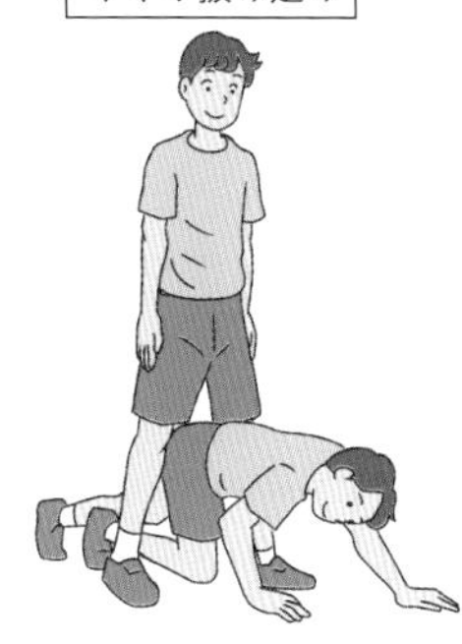

要点 自分の体重やほかの人を負荷にして動くことで足腰が鍛えられ，力強く動けるようになる。一定の時間や回数の運動を行うことで，動きを持続する能力を高めることができる。

体つくり運動／体ほぐし運動

時間 15分 解答 p.10

1 体つくり運動について，次の問いに答えなさい。

▶▶p.90 1

□ 体つくり運動について説明した次の文の(　　)にあてはまるものを下の㋐～㋔から選びなさい。

体つくり運動には，(1)(　　　　)の運動と(2)(　　　　)運動がある。仲間との(3)(　　　　)や，体を動かす楽しさや心地よさを味わうことができる。運動を続けることで，以前よりすばやく動けるようになったり，力強く，(4)(　　　　)動けるようになる楽しさなどがある。

㋐体ほぐし　㋑長く(長時間)　㋒交流　㋓体力を高める　㋔リズミカル

2 体ほぐしの運動について，次の各問いに答えなさい。

▶▶p.90 2，p.91 1 2

□(1) 次の各文で，正しいものには○を，間違っているものには×を(　　)に書きなさい。

①運動を行うことで，自分や仲間の心や体の状態に気づくことができる。(　　)
②運動の効果を上げるには，1人で集中して行うとよい。(　　)
③体ほぐしの運動を行うことで，運動の楽しさや心地よさを体感することもできる。(　　)
④仲間との豊かな交流も，運動のねらいの1つである。(　　)
⑤体ほぐし運動では，ボールや縄(なわ)などの用具を使用しない。(　　)
⑥体ほぐしの運動は，全身の疲労(ひろう)感を強く感じるまで行うことが必要だ。(　　)
⑦1か所でも体を動かしてさえいれば，体ほぐしの運動になる。(　　)

□(2) 体ほぐしの運動についての説明文がある。各文に合った動きを下の㋐～㋒から選びなさい。

①相手の体や心の状態に気づきながら，協力して体を動かす。(　　)
②十分に気持ちよく伸(の)ばした後，力を抜(ぬ)いてリラックスする心地よさを味わう。(　　)
③スピードや距離(きょり)，方向などを変化させ，軽快にリズミカルに動く。(　　)

㋐　㋑　㋒

ミスに注意 2 (1) 運動をしながら，楽しさや心地よさが感じられるかどうか考えてみる。

ヒント 2 (2) 心と体の関係や心身の状態に気付けたり，仲間と関わり合えたりできる運動。

体力を高める運動

時間 15分　解答 p.11

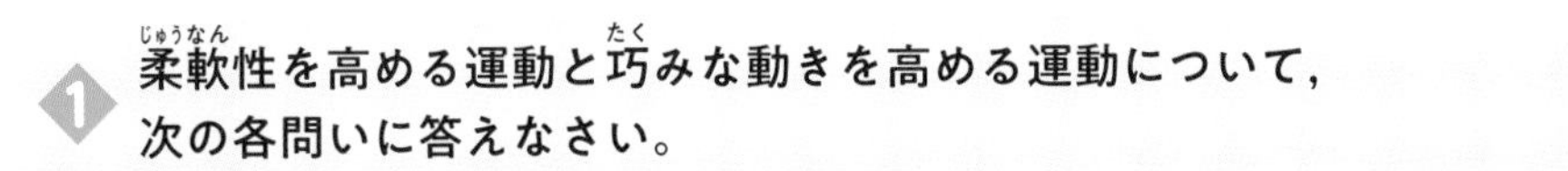

❶ 柔軟(じゅうなん)性を高める運動と巧(たく)みな動きを高める運動について，次の各問いに答えなさい。

▶▶p.92 1 2

□(1) 柔軟性を高める運動について説明した各文の(　　)にあてはまるものを下の㋐～㋖から選びなさい。

①体の各部位のⒶ(　　)を曲げたり，伸(の)ばしたり，Ⓑ(　　)たり，ひねったりして，筋肉やⓒ(　　)を伸ばすことで，柔軟性を高めることができる。

②体が柔らかいと血行がよくなりⒹ(　　)や心身のリフレッシュに効果がある。

③体の柔らかさを高めることを目的として考案された運動の代表的なものはⒺ(　　)で，静的とⒻ(　　)の２種類がある。

㋐ストレッチング　㋑疲労回復　㋒関節　㋓腱　㋔動的　㋕回し　㋖骨

□(2) 巧みな動きを高める運動では，基本的な動きを変化させたり組み合わせたりして，リズミカルにタイミングよく動ける能力を高めることをねらいとしている。この基本的な動きにはどのようなものがあるか，５つ答えなさい。

(　　　)(　　　)(　　　)(　　　)(　　　)

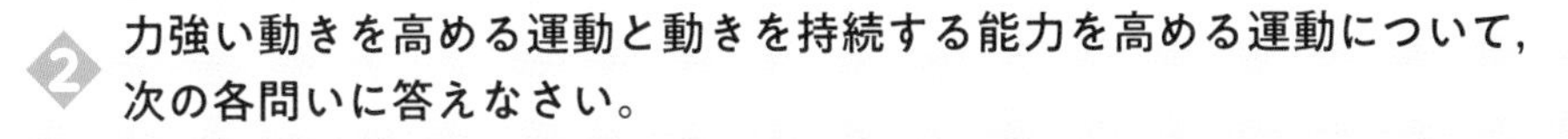

❷ 力強い動きを高める運動と動きを持続する能力を高める運動について，次の各問いに答えなさい。

▶▶p.93 1 2

□(1) 力強い動きを高める運動の行い方について説明した文が正しいものには○を，間違っているものには×を(　　)に書きなさい。

①自分の体重を利用して，腕(うで)や脚(あし)を屈伸(くっしん)したり，上げ下ろししたりする。(　　)

②なるべく軽いものを押したり，引いたり，投げたり，振(ふ)ったり，回したりする。(　　)

③２人組になって，上体を起こしたり，脚を上げたり，背負って移動したりする。(　　)

□(2) 体力をバランスよく高めるには，体ほぐしの運動や体力を高める運動の中から，自分のねらいに応じて運動を選び，組み合わせて行うことが大切です。次の各運動は，主にどのような目的で行われているかを下の㋐～㋓から選びなさい。

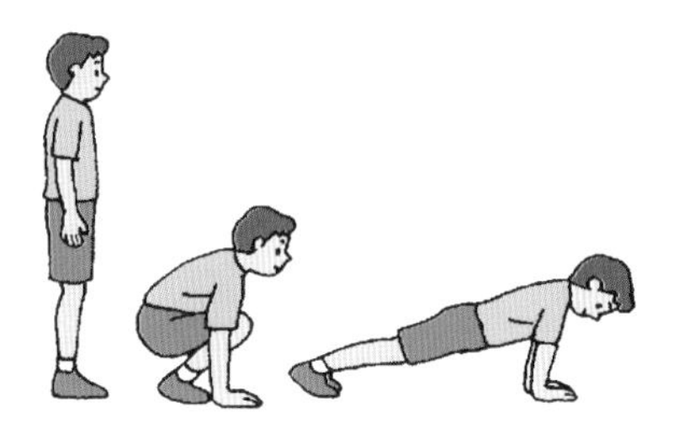

①バーピー　(　　)

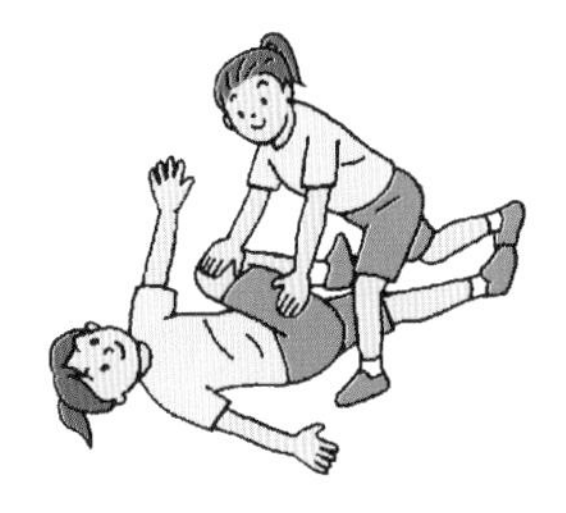

②ペアストレッチング　(　　)

㋐巧みな動きを高める　㋑動きを持続する能力を高める
㋒体の柔らかさを高める　㋓力強い動きを高める

ミスに注意　❷(2) それぞれの動きを思い浮かべ，どの能力を高めるものかを考える。

ぴたトレ **1**

要点チェック

器械運動とは／マット運動①

時間 10分　解答 p.11

（　）にあてはまる語句を下から選び，記号で答えよう。

1 器械運動の目的と楽しさ

▶▶p.100 ❶

□(1) 器械運動は，器械や①（　　　）などを使って，回転・巧技・支持・懸垂・②（　　　）などのさまざまな③（　　　）を行う運動である。

□(2) 競技には，④（　　　），ゆか，跳馬，あん馬などの演技を競う⑤（　　　）競技と，ロープ(縄)・⑥（　　　），クラブ(こん棒)などの器具を使って演技する⑦（　　　）がある。

□(3) 運動の特性に応じて，基本となる技や⑧（　　　）技に練習を工夫しながら⑨（　　　）し，技ができるようになると楽しさや喜びを味わうことができる。

□(4) 得意な技で，美しく⑩（　　　）に演技をしたり，仲間と技の出来栄えを⑪（　　　）し合ったりするとより楽しくなる。

㋐リボン(帯状布，フープ，輪)　㋑技　㋒発表(披露)　㋓器具
㋔ダイナミック　㋕バランス　㋖挑戦　㋗発展　㋘新体操
㋙体操　㋚鉄棒(つり輪)

器械運動には，器械の特徴に応じて多くの技があるよ。

（　）にあてはまる語句を答えよう。

2 マット運動①

▶▶p.100 ❷

□(1) 片足平均立ちグループの基本技は「片足平均立ち」「片足①（　　　）立ち」で，発展技には「片足側面水平立ち」「②（　　　）バランス」などがある。どの技も肩や股関節の③（　　　）を高め，体の線をきれいに見せることが必要。

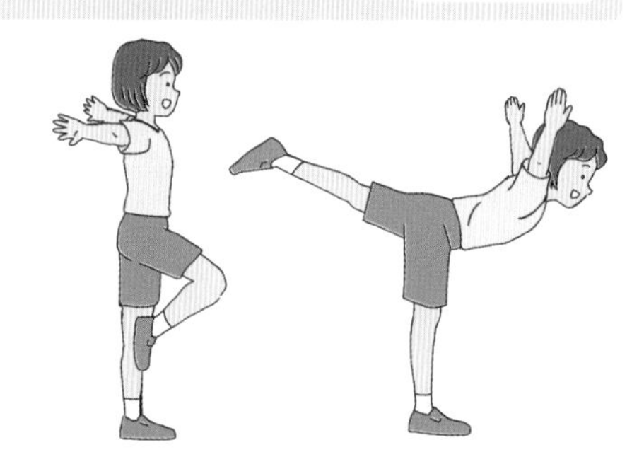

□(2) 倒立グループでは基本技が「倒立」で，発展技には「倒立④（　　　）」や「倒立ひねり(1/2)」などがある。倒立では，マットにつく両手を⑤（　　　）と同じくらいに開き，腰の位置を高く保つとよい。

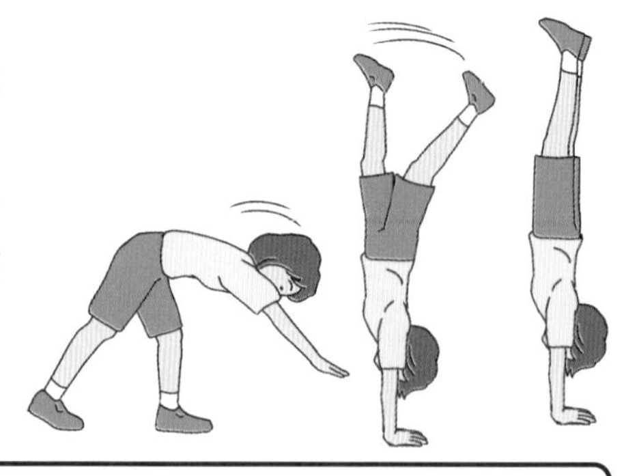

要点　器械運動はマットや鉄棒，平均台，跳び箱などの器械や器具を使って行うスポーツ。マット運動での基本の技には片足平均立ちや片足正面水平立ち，倒立などがある。

マット運動②

解答
p.11

（　）にあてはまる語句を答えよう。

1 マット運動②

▶▶p.100 ❷

□(1) 前転グループの基本技は「開脚前転」で，発展技には「①（　　　）前転」などがある。

前転

②（　　）を高くし，体重を③（　　）にかける。

腰を④（　　）ながら回転。

膝を⑤（　　）回転を加速。

⑥（　　）を素早く引き付けて立つ。

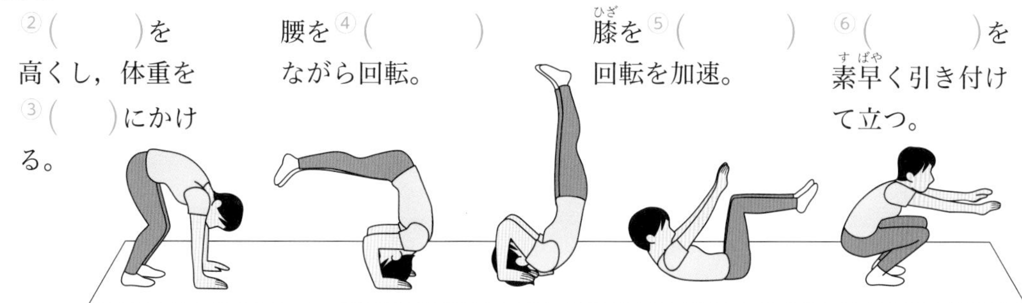

□(2) 後転グループの基本技は「開脚後転」で，発展技には「伸しつ後転」「後転⑦（　　　）」などがある。

後転

⑥（　　）に近いところに腰を下ろす。

⑧（　　）に手をしっかりつけて体を支える。

⑨（　　）を素早く振り下ろす。

手で⑧（　　）を⑩（　　）押し離し，上体を起こす。

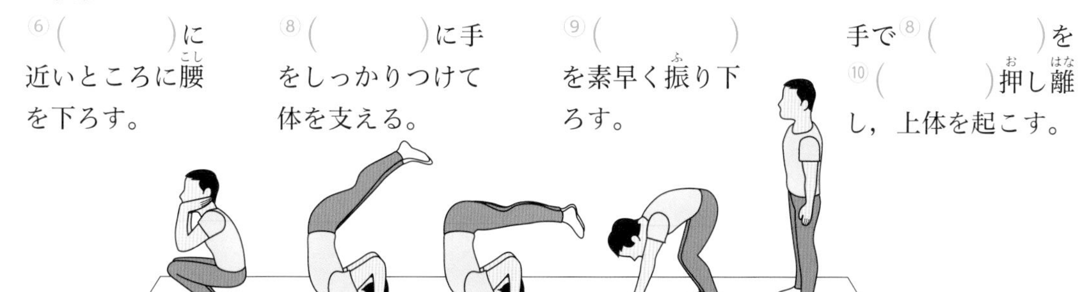

□(3) (1)と(2)のほかにも，前転グループの基本技には「倒立前転」があり，さらに倒立回転・倒立回転跳びグループでの基本となる技には「側方倒立回転」「倒立⑪（　　　）」などがある。

倒立前転

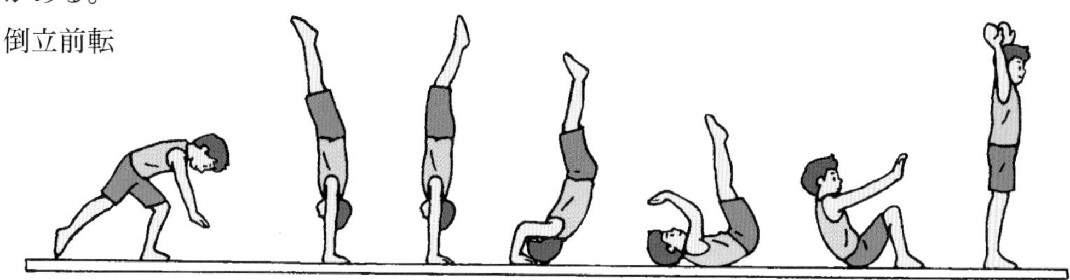

要点 マット運動での前転では，回転後素早く立ったり，段差を利用して勢いをつけて立ったりする。後転では手の支えをしっかりして上体を起こすことを心がける。

ぴたトレ 1 要点チェック

鉄棒運動

時間 10分　解答 p.11

（　）にあてはまる語句を答えよう。

1 鉄棒運動

▸▸p.100 1，p.101 1

□(1) 鉄棒の握り方には，①(　　)手，逆手，片逆手，大逆手などがある。

□(2) 後方足かけ回転グループの基本となる技が，「後方膝かけ回転(連続)」で，膝かけ後転を繰り返し，支持姿勢に戻りながら連続後転を行う。その発展技には「後方②(　　　)回転」などがある。

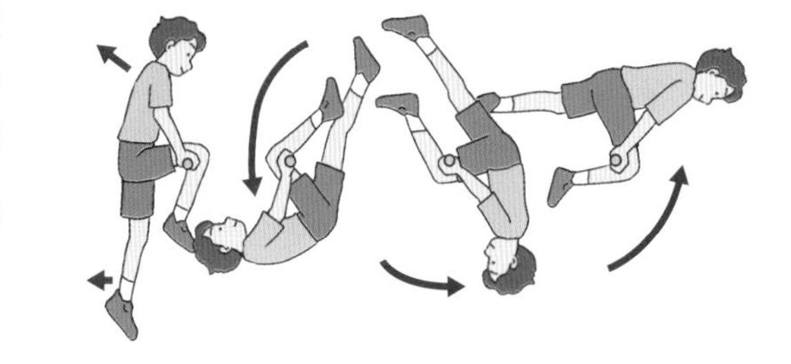

□(3) 後転グループの基本となる技は「後方支持回転(③(　　　))」である。④(　　)を利用して腰と膝を曲げ，腹で鉄棒を抱え込んで一回りしながら体を伸ばして手首を返す。発展技が「後方支持回転(伸しつ)」「棒下⑤(　　　)下り」「後方浮き支持回転」などである。

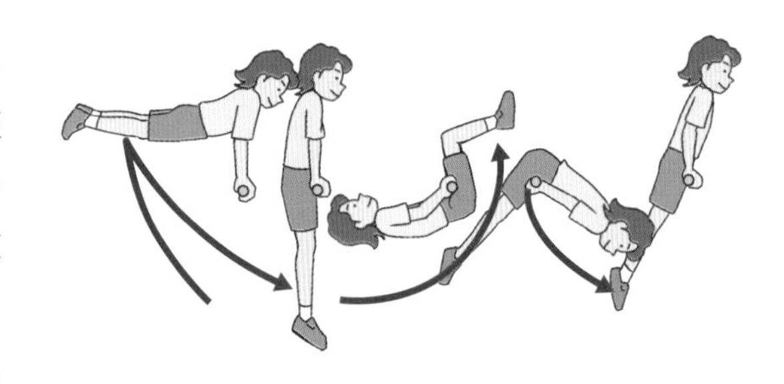

□(4) 前方足かけ回転グループの基本となる技が，「前方膝かけ回転(連続)」で，発展技には「前方②(　　　)回転」がある。もう１つの基本となる技が「膝かけ上がり」で，発展技が「ももかけ上がり」「⑥(　　　)」などである。

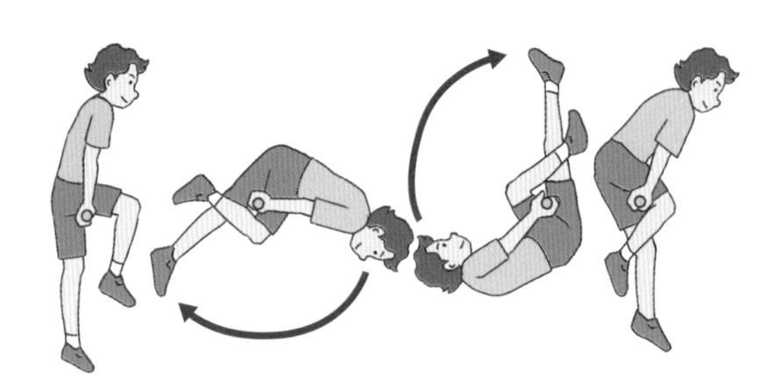

□(5) 前転グループの基本となる技の１つが，「前方支持回転(膝曲げ)」，発展技が「前方⑦(　　　)支持回転」である。そのほかの基本となる技が「踏み越し下り」で，発展技が「支持⑧(　　　)越し下り」である。

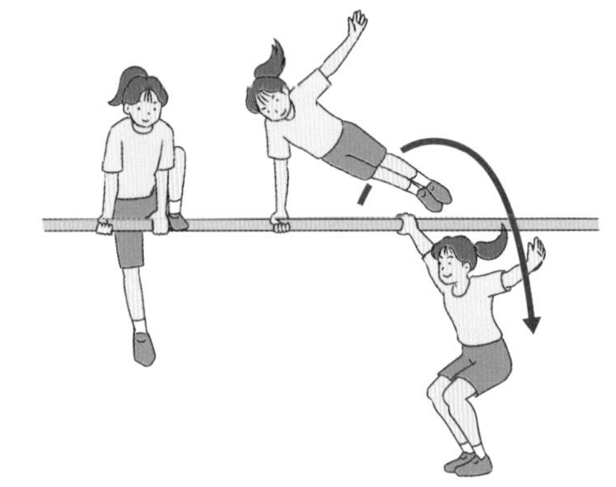

要点 鉄棒運動には前方支持回転と後方支持回転があり，それぞれに基本技と発展技がある。自分の技能や体力に合った技を選ぶことが大切である。

平均台運動／跳び箱運動

解答 p.11

(　)にあてはまる語句を答えよう。

1 平均台運動

▶▶p.100 1, p.101 2

□(1) 平均台運動の歩走グループでの基本となる技には「前方歩」，そして「①(　　)方歩」「側方歩(交差)」などがある。平均台を歩くときのポイントは，つま先を伸(の)ばし，台の②(　　)に軽く触(ふ)れながら歩くこと。発展技には「前方③(　　)」，「後方③(　　)」などがある。

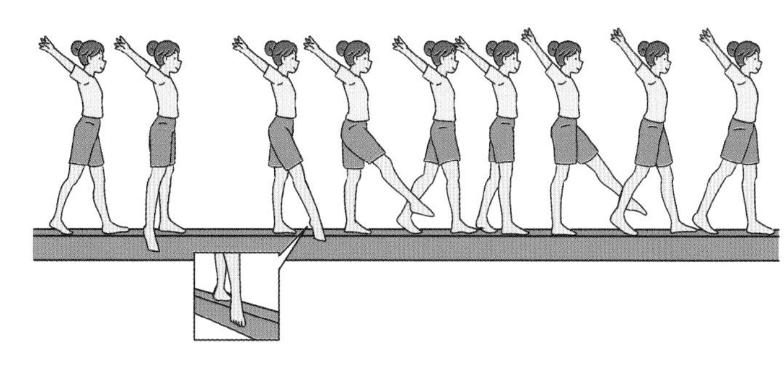

□(2) 跳躍(ちょうやく)グループでの基本となる技には「伸身(しん)跳(と)び(④(　　)踏み切り)」，「開脚(かいきゃく)跳び(⑤(　　)踏み切り)」，「横向き跳び上がり縦向きしゃがみ立ち」がある。発展技には「かかえ込み跳び」「開脚⑥(　　)」，「⑦(　　)開脚跳び」「片足踏み切り跳び上がり」などがある。

□(3) ポーズグループの基本となる技には「立ちポーズ」「座臥(ざが)・⑧(　　)ポーズ」があり，ターングループの基本となる技には「⑨(　　)ターン」がある。

2 跳び箱運動

▶▶p.100 1, p.101 2

□(1) 跳び箱運動の基本となる技には，「⑩(　　)跳び」，「かかえ込み跳び」，「⑪(　　)はね跳び」などがある。

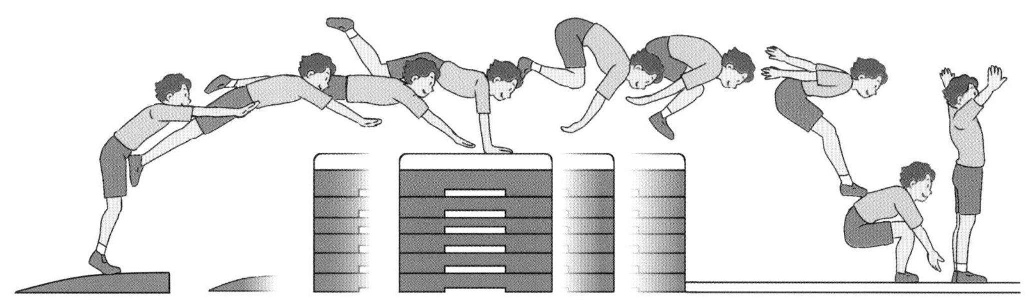

□(2) 跳び箱運動の発展技には「水平開脚⑫(　　)跳び」，「屈身(くっしん)跳び」「前方倒立(とうりつ)回転跳び」「⑬(　　)倒立回転跳び」などがある。

要点 平均台では，つま先を外側に向けて台の側面に軽く触れながら歩く。跳び箱では，踏み切りと着手がしっかりできているかが，うまく跳べるかどうかのポイントになる。

ぴたトレ 2 練習

器械運動とは／マット運動

時間 15分　解答 p.11

1 器械運動について，次の問いに答えなさい。

▶▶p.96 1 , p.98 1 , p.99 1 2

□ 器械運動について説明した次の各文で，正しいものには○を，間違(まちが)っているものには×を(　　)に書きなさい。

①器械運動は，マット運動・鉄棒(ぼう)運動・跳(と)び箱運動から構成されている。(　　)

②マット運動は前転・後転などの回転系の技と，片足平均立ち・倒立(とうりつ)などの巧技(こうぎ)系の技がある。(　　)

③懸垂(けんすい)体勢から前方に回転する前方支持回転は，鉄棒運動の基本技の１つである。(　　)

④片足正面水平立ちは，平均台運動の基本技の １ つである。(　　)

⑤跳び箱運動は切り返し系・回転系の２つに大別される。(　　)

2 マット運動について，次の各問いに答えなさい。

▶▶p.96 2 , p.97 1

□(1) 次の図はマット運動の「倒立(とうりつ)前転」の行い方と注意点を示している。(　　)にあてはまるものを下の㋐～㋔から選びなさい。

①(　　)で蹴(け)り，②(　　)を大きく振(ふ)り上げる。

肘(ひじ)を曲げ，③(　　)を徐々(じょじょ)に背面側に移動。

④(　　)・背中・腰(こし)の順でマットに着きながら転がる。

⑤(　　)のスピード を利用して立つ。

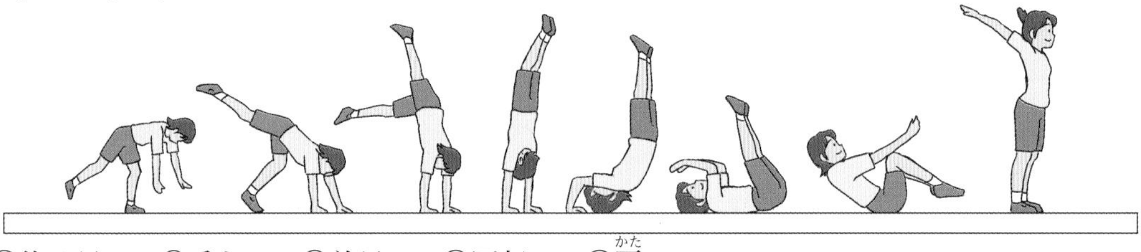

㋐後ろ足　㋑重心　㋒前足　㋓回転　㋔肩(かた)

□(2) マット運動の「開脚後転(かいきゃくこうてん)」の説明として(　　)にあてはまるものを下の㋐～㋓から選びなさい。

①(　　)　②(　　)　③(　　)　④(　　)

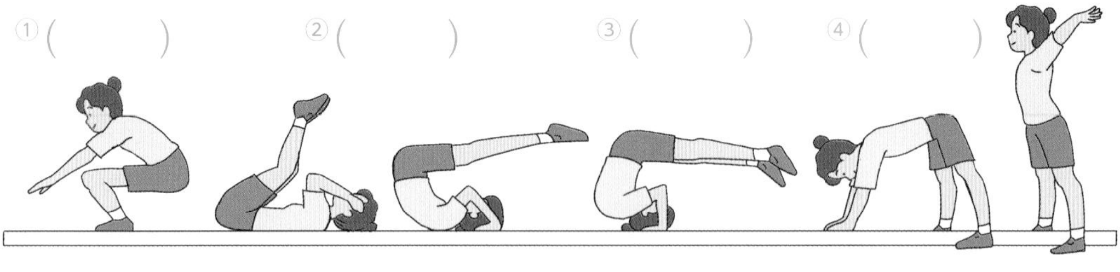

㋐手のひらでしっかり支える　㋑足が頭を越(こ)えるのを意識しながら足を開く

㋒かかとの近くに腰を下ろす　㋓マットを強く押(お)しはなし，上体を起こす

ミスに注意 1 平均台の運動基本技は歩走，跳躍，ポーズ，ターンからなる。

鉄棒運動／平均台運動／跳び箱運動

時間 15分　解答 p.11

1 鉄棒運動について，次の各問いに答えなさい。

▶▶p.98 1

□(1) 右の鉄棒の握り方の図について，あてはまるものを次の㋐～㋓から選びなさい。

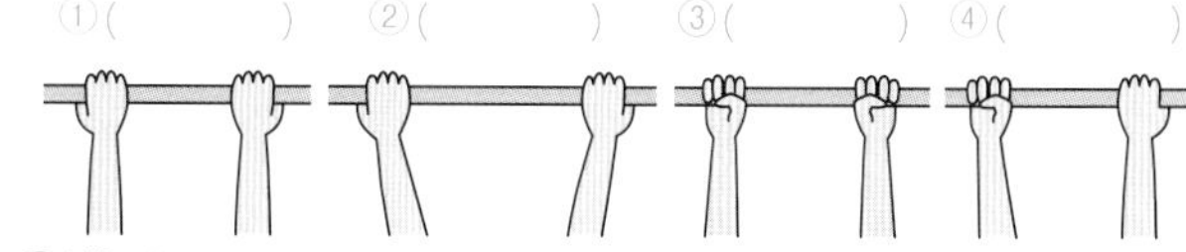

㋐片逆手　㋑大逆手　㋒順手　㋓逆手

□(2) 鉄棒運動の「前方膝かけ上がり」の図がある。説明文の(　)にあてはまるものを次の㋐～㋔から選びなさい。

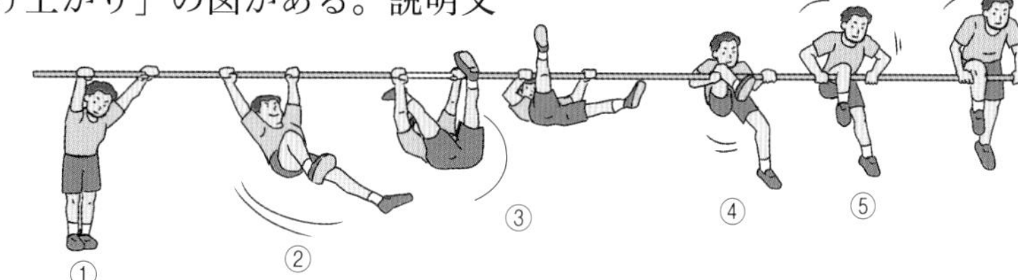

㋐振れ戻り　㋑腕
㋒手首　㋓膝　㋔上体

①②…Ⓐ(　　)を伸ばして踏み込む。
③……Ⓑ(　　)に合わせて足を引き寄せ，Ⓒ(　　)をかける。
④……後ろ足の振りをとめ，その反動を利用して鉄棒を引き寄せ，Ⓓ(　　)を起こす。
⑤……肘を張ってⒺ(　　)を返す。

2 平均台運動と跳び箱運動について，次の各問いに答えなさい。

▶▶p.99 1 2

□(1) 平均台運動の説明文について，(　　)にあてはまるものを下の㋐～㋓から選びなさい。

①平均台運動は，体操系と(　　)の2つに分けられる。
②(　　)グループは，平均台上を歩いたり走ったりする技で，台の位置を確かめながらバランスよく移動することが大切である。
③開脚跳びは，跳躍グループの基本的な技で，片足で踏み切った後に，両足を(　　)に大きく開いて前方にジャンプする。

㋐歩走　㋑バランス系　㋒前後　㋓左右

□(2) 次の図は跳び箱運動の「開脚伸身跳び」の行い方と注意点を示している。(　　)にあてはまるものを下の㋐～㋔から選びなさい。

できるだけ①(　　)に手を着く。
足を②(　　)に振り上げる。
③(　　)突き放す。
突き放したら④(　　)を伸ばす。
⑤(　　)全体で着地。

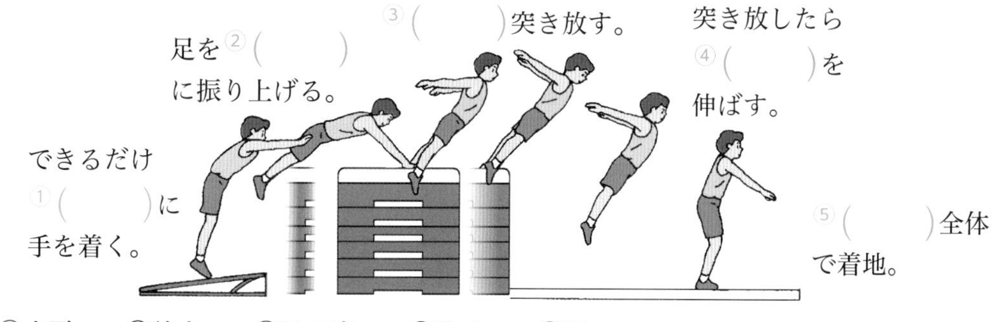

㋐水平　㋑前方　㋒足の裏　㋓強く　㋔腰

ぴたトレ 1 要点チェック

陸上競技とは／短距離走・リレー

時間 10分 解答 p.11

(　)にあてはまる語句を答えよう。

1 陸上競技とは

□(1) 陸上競技は，①(　　　)・跳ぶ・投げるなどの運動で構成され，練習して時間や距離，高さなどの②(　　　)に挑戦したり，相手と③(　　　)したりする楽しさや喜びを体感できる運動である。

□(2) 競技種目は，短距離走・リレーや長距離走などの競走競技，④(　　　)・走り高跳びなどの⑤(　　　)競技，投てき競技，競歩競技，混成競技に分けられる。

□(3) 練習を⑥(　　　)して，よい走り方ができるようになると楽しさが増す。

□(4) 自己新②(　　　)を出したり，相手との③(　　　)で勝利したりして，練習の⑦(　　　)が発揮できたときは充実感がある。

2 短距離走・リレー

▶▶p.106 1

□(1) 短距離走は通常①(　　　　　)スタートで行う。

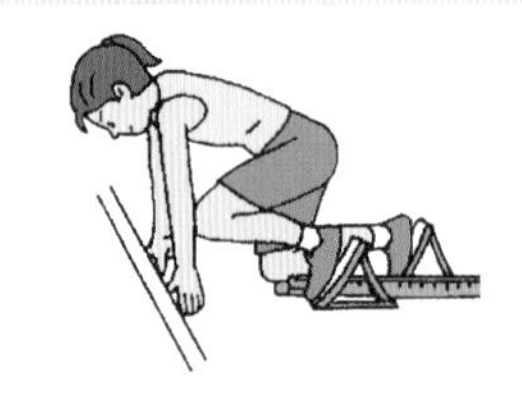

□(2)「位置について」
スタートラインの手前で両手を②(　　　)の広さに開いて着き，指を立てて③(　　　)を伸ばす。

「用意」
④(　　　)を肩よりもやや高く上げ，背筋を伸ばして静止する。

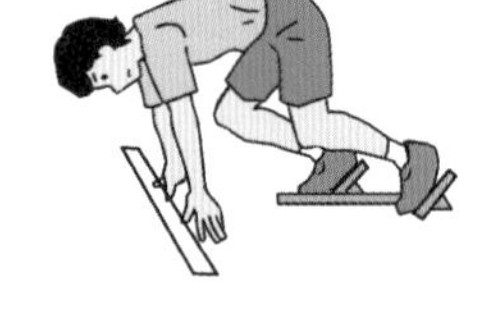

「ドン(スタート)」→加速疾走
号砲に合わせて地面を強く蹴り，⑤(　　　)を保ちながら⑥(　　　)を大きく振る。徐々に⑦(　　　)を起こして加速する。

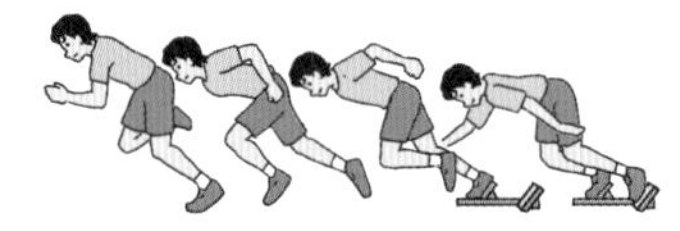

□(3) リレーでは第一走者のスタート時は，バトンが⑧(　　　　　)から出ていても，地面に着いていてもよい。

□(4) 次の走者にバトンをパスする際は，⑨(　　　　　)内で行われなければならない。

□(5) バトンパスでは，上から渡す方法と下から渡す方法があり，どちらも⑩(　　　)を落とさずバトンを受け渡すことが大切である。

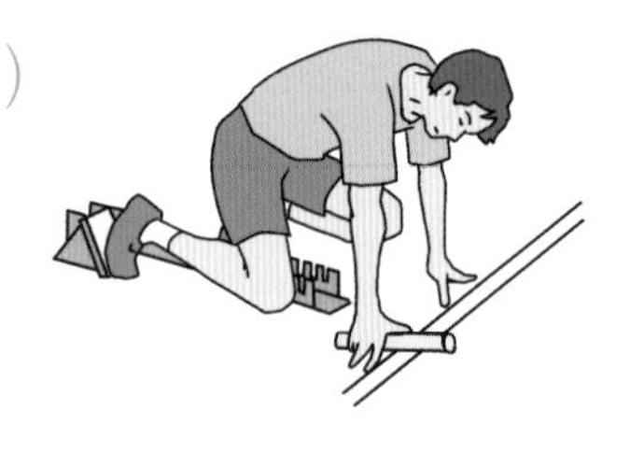

要点 陸上競技は「走る」「跳ぶ」「投げる」などの運動で，競走競技，跳躍競技，投てき競技などに分けられる。短距離走ではスタート姿勢を身に付けスムーズに加速することが大切。

中長距離走／ハードル走

解答 p.12

（　）にあてはまる語句を答えよう。

1 中長距離走

▶▶p.106 ❷

□(1) 中距離走に向いた走法

①（　　　）の位置を高く保つ。

③（　　　）を十分に振る。

膝を④（　　　）に引き上げるように。

無理のない⑤（　　　）で走る。

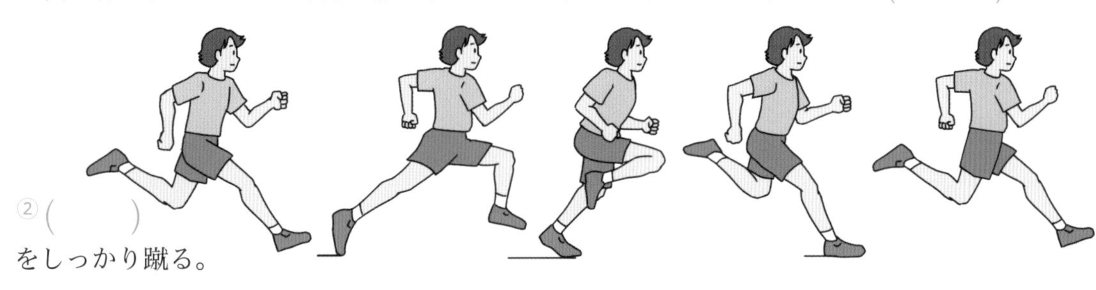

②（　　）をしっかり蹴る。

□(2) 長距離走に向いた走法

①（　　　）が落ちないように。

⑥（　　　）の力を抜く。

腕は⑦（　　　）に振る。

⑤（　　）は⑦（　　）にとり，⑧（　　　）を少なくする。振り出した足に素早く⑨（　　　）を乗せる。

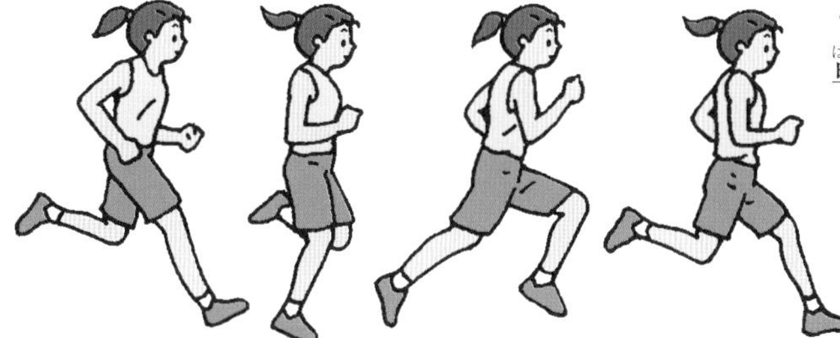

2 ハードル走

▶▶p.106 ❷

□ ハードル走で，速く走るためにはハードルを跳び越すのではなく，①（　　　）ようにする。ハードル間は②（　　　）歩で走るのが一般的である。できるだけ③（　　　）から踏み切るようにする。

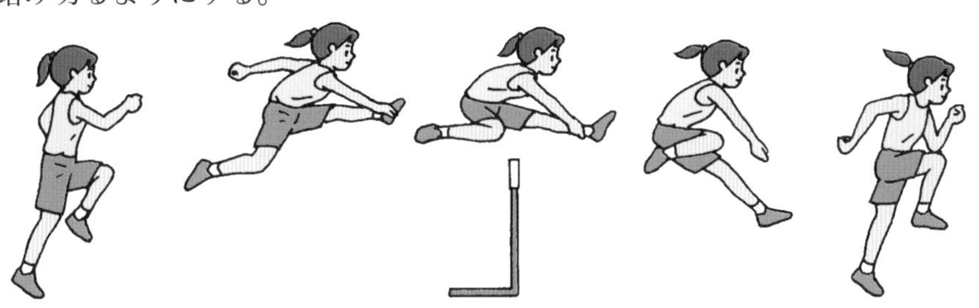

要点 長距離走では，肩の力を抜き，無理のないストライドで走ることが大切。ハードル走では遠くから踏み切り，ハードルを「走り越す」感覚で走ること。

ぴたトレ 1

要点チェック

走り幅跳び

時間 10分　解答 p.12

(　　)にあてはまる語句を答えよう。

1 走り幅跳び

▶▶p.107 1

□(1) 走り幅跳びには，①(　　　　)跳び，反り跳び，はさみ跳びの３種類がある。走り幅跳びの一連の動きは，②(　　　　)→踏み切り→③(　　　　)→着地となる。遠くへ跳ぶには，速い②(　　　　)スピードが必要である。②(　　　　)距離は，②(　　　　)路内ならどれだけとってもよい。

□(2) どの跳び方でも，踏み切りは④(　　　　)から踏み切り板に向かい，⑤(　　　　)全体で鋭くかき込むように踏み切る。

□(3) ①(　　　　)跳び

リラックスしてリズミカルに走る。
振り上げ足を大きく踏み出す。
踏み切り足を前に引き付ける。
腕を前方に振りながら⑥(　　　)を前に倒す。
両足をそろえて，⑦(　　)を伸ばしながら足を前に放り出す。

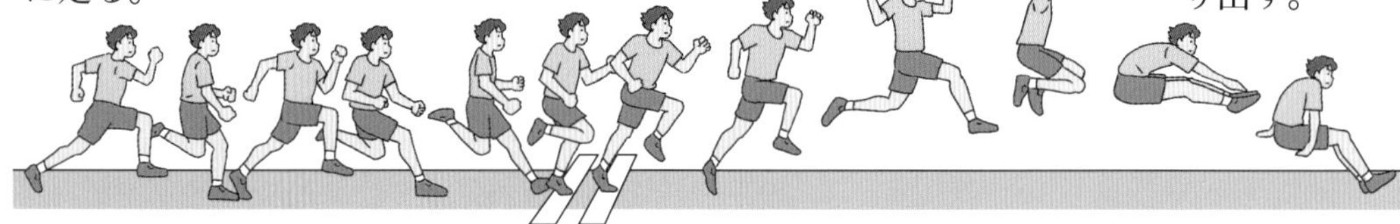

□(4) 反り跳びでの③(　　　　)は，⑧(　　　　)を後方に引きながら⑨(　　　　)を反らし，そのまま腕を後方から上に持ってくる。

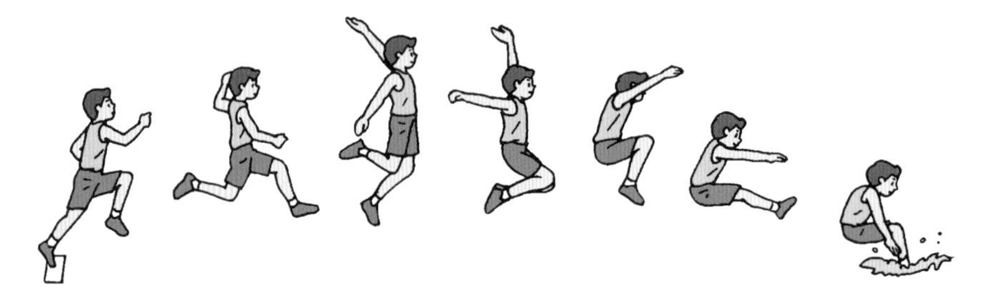

□(5) はさみ跳びの③(　　　　)は，体を⑩(　　　　)に伸ばし，空中を走るように両足を１～２回⑪(　　　　)する。

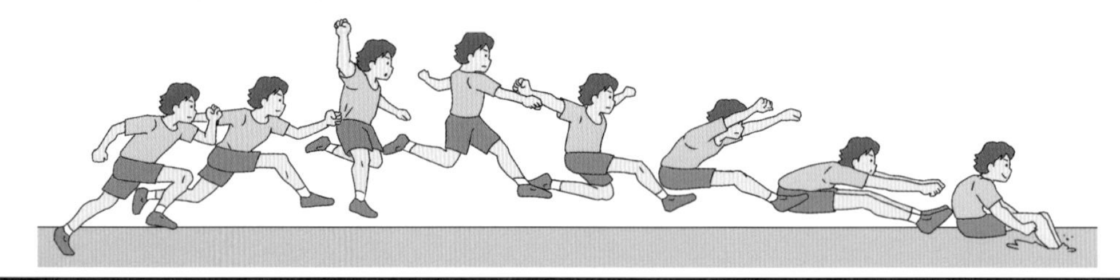

要点　走り幅跳びは「かがみ跳び」「反り跳び」「はさみ跳び」の3種類がある。スピードに乗った助走から踏み切り，大きな空中動作を着地までしっかりと行う。

走り高跳び

解答 p.12

（　）にあてはまる語句を答えよう。

1 走り高跳び

▶▶p.107 ❷

□(1) 走り高跳びには，はさみ跳びと①（　　　　）跳び，ベリーロールがある。はさみ跳びでは，踏み切りまでの②（　　　　）は，７～11歩が一般的で，跳ねずに少し腰を③（　　　　）ように走る。

□(2) はさみ跳び(図は右から)

抜き足の⑤（　　　　）を引き付け，足から安全に着地する。

大きな④（　　　　）動作で跳ぶ。

振り上げた足で大きく振り上げる。

上体を起こす。

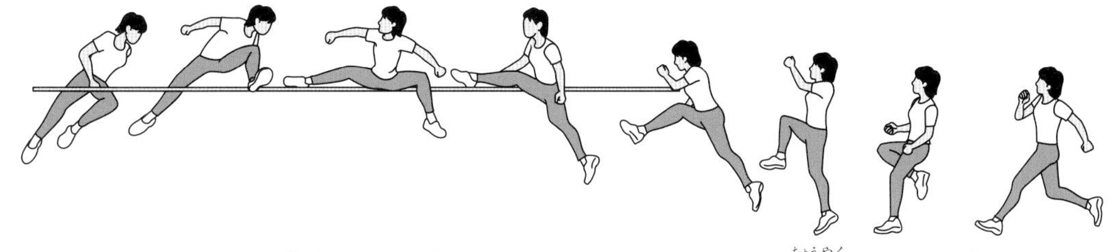

□(3) はさみ跳びでは，⑥（　　　　）跳び上がることに加えて，跳躍の頂点と⑦（　　　　）の位置を合わせることが大切。

□(4) 背面跳び(図は右から)

⑨（　　　　）から
安全に着地する。
肩→⑨（　　　　）
→腰の順に越す。
腕・肩を引き上
げる。
上体をバーの反対側
に傾け，⑧（　　　　）
を下げる。

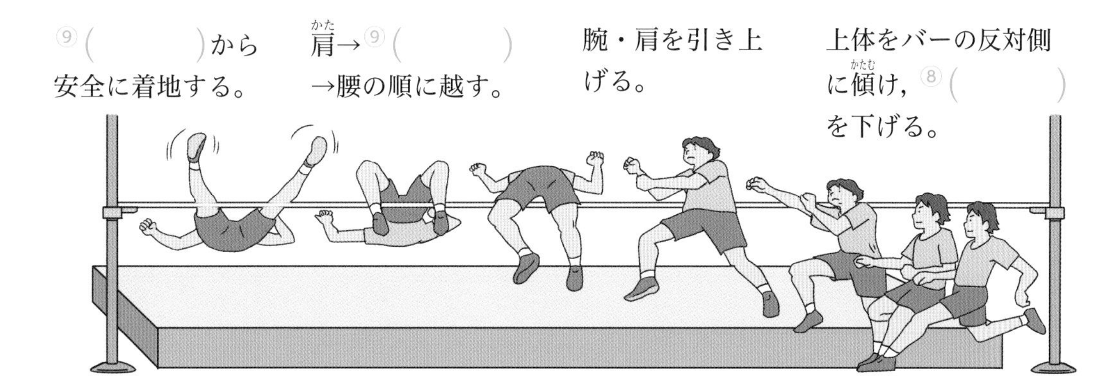

□(5) 背面跳びの踏み切りは，⑩（　　　　）から柔らかく踏み込むこと。助走方向に対して踏み切り足のつま先を外側に開かないこと。

要点 はさみ跳びでは助走から力強く踏み切り，足を大きく振り上げてはさむ動作で跳ぶ。背面跳びは踏み切り後に肩→背中→腰の順にバーを越していく。

ぴたトレ 2 練習

短距離走・リレー／中長距離走／ハードル走

時間 15分　解答 p.12

1 短距離走・リレーについて，次の各問いに答えなさい。

▶▶p.102 2

□(1) 短距離走のスタートからフィニッシュまでの技術を示した次の文を正しい順に並べ替え，記号で答えなさい。

㋐少しずつ上体を起こしながら，スピードに乗る。
㋑腰を肩よりやや高くして，背筋を伸ばして静止する。
㋒前傾姿勢を保ったまま，地面を力強く蹴って加速する。
㋓フィニッシュライン(決勝線)の手前で胸を大きく突き出し，一気に走り抜ける。
㋔両手を肩幅に開き，スタートラインの前に指を立ててつく。
㋕上体を起こして，腰の位置を高く保ち，腕を前後に大きく振る。

①(　　)→②(　　)→③(　　)→④(　　)→⑤(　　)→⑥(　　)

□(2) リレーでのバトンパスを説明した文で間違っているものを次の①～③から選びなさい。　(　　)

①前走者がマークを通過したら，次走者は走り出す。
②次走者がバトン受け取れるように，スピードを落とす。
③バトンパスは，テークオーバーゾーン内で行わなければならない。

2 中長距離走とハードル走について，次の各問いに答えなさい。

▶▶p.103 1 2

□(1) 中長距離走について説明した文の(　　)にあてはまるものを下の㋐～㋓から選びなさい。

中長距離走のスタートは①(　　)スタートで，肩の力を抜いて②(　　)を自然に振り，振り出した③(　　)に素早く体重を乗せて走る。また，走りのリズムをよくするには「吸う・吸う・吐く・吐く」などの④(　　)がある。

㋐呼吸法　㋑腕
㋒スタンディング　㋓足

□(2) ハードル走の図で示した文の(　　)にあてはまるものを下の㋐～㋗から選びなさい。

①　②　③

①Ⓐ(　　)を落とさず，Ⓑ(　　)を高く引き上げる。Ⓒ(　　)が後ろに残らないようにする。

②Ⓓ(　　)しながらⒷ(　　)から下を振り出し，跳び越すのではなくⒺ(　　)感覚で行う。

③抜き足のⒷ(　　)をⒻ(　　)にして引き付けるとともに上体を起こす。足をよくⒼ(　　)て，着地に備える。着地時は抜き足のⒷ(　　)をⒽ(　　)保つ。

㋐高く　㋑伸ばし　㋒水平　㋓膝　㋔スピード　㋕走り越す　㋖前傾　㋗腰

ミスに注意　1 (2) バトンパスはできるだけ速いスピードで行うことが大切。

ぴたトレ 2 練習

走り幅跳び／走り高跳び

時間 15分　解答 p.12

1 走り幅跳びについて，次の各問いに答えなさい。

▶▶p.104 1

□(1) 次の図は，走り幅跳びの様子を示している。この跳び方の名前を下の㋐～㋓から選びなさい。

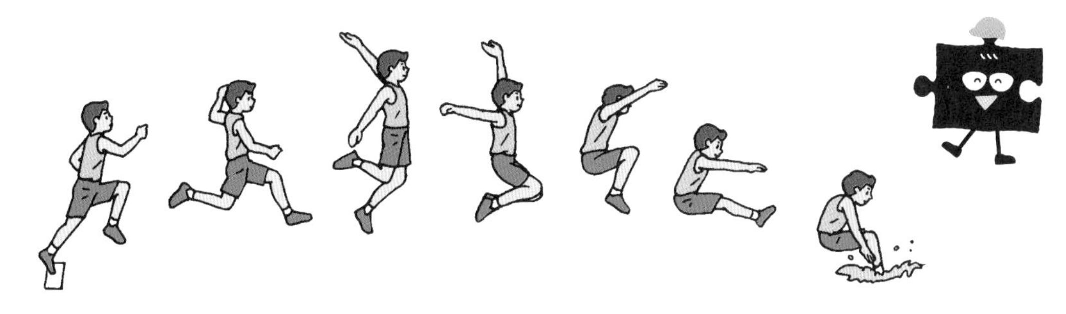

㋐かがみ跳び　㋑はさみ跳び　㋒反り跳び　㋓背面跳び　(　　)

□(2) (1)の跳び方を説明した文がある。(　　)内の正しいものを選び，記号で答えなさい。

①腕と(㋐腰　㋑肩)を引き上げて，振り上げた足を前方に大きく踏み出す。(　　)

②空中で腕を後方に引きながら，(㋐腕　㋑胸)を反らし，腕を後方から上に持ってくる。(　　)

③両腕を前方に振り出し，(㋐膝　㋑肘)を持ち上げるようにして，足を前方に出して着地する。(　　)

2 走り高跳びについて，次の各問いに答えなさい。

▶▶p.105 1

□(1) 次の図は，走り高跳びの様子を示している。この跳び方の名前を下の㋐～㋓から選びなさい。

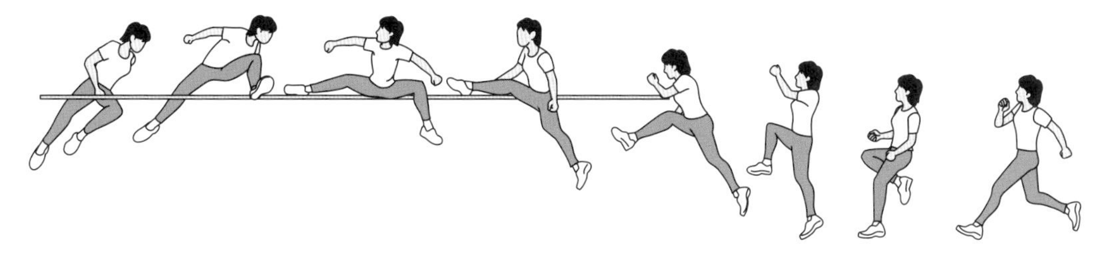

㋐はさみ跳び　㋑背面跳び　㋒ベリーロール　㋓かがみ跳び　(　　)

□(2) (1)の跳び方を説明した次の文の(　　)にあてはまるものを下の㋐～㋕から選びなさい。

①軽くⒶ(　　)を落として，バーからⒷ(　　)方の足でかかとから踏み切り，振り上げ足を大きく上げる。

②大きなⒸ(　　)動作で跳び，Ⓓ(　　)の膝を引き付けるように，バーをクリアする。

㋐はさみ　㋑遠い　㋒抜き足　㋓腰　㋔近い　㋕頭

ミスに注意 1 (1) 空中での動き(空中動作)をよく見てみよう。

体育実技編　陸上競技

ぴたトレ 1 要点チェック

水泳とは

時間 10分 解答 p.12

(　　)にあてはまる語句を答えよう。

1 水泳とは

□(1) 水泳は，水の圧力・①(　　　　)・抵抗などを利用して泳ぎ，長く泳いだり，②(　　　　)に挑戦したり，相手と③(　　　　)したりして楽しむことができるスポーツ。

□(2) 競技には，④(　　　　)，飛込，アーティスティックスイミング，水球などがある。

2 プールのマナー・安全

□(1) プールに入るときは①(　　　　)をよく洗い，②(　　　　)をかんでおく。

□(2) ①(　　　　)を水に慣れさせるように，③(　　　　)からゆっくり入る。

□(3) ２人組で互いを④(　　　　)し合う。(バディシステム)

□(4) プールから出た後は，⑤(　　　　)をとり，⑥(　　　　)や口，①(　　　　)をよく洗う。⑦(　　　　)に入った水は出しておく。

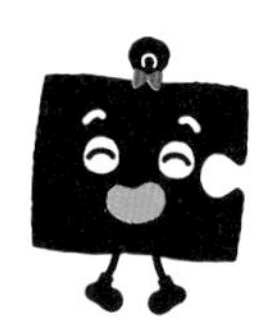

3 水泳の基本用語

□(1) ストリームライン(け伸び)…水の①(　　　　)が最も少なくなる姿勢で，体全体を水平で②(　　　　)に伸ばす。

□(2) エントリー…③(　　　　)や手が水中に入る局面のこと。

□(3) キャッチ…手のひらで水をとらえ，腕のかきによって④(　　　　)を生み出すまでの局面のこと。

□(4) プル…水を進行方向に対して⑤(　　　　)向きに押し出す動作。

□(5) プッシュ（フィニッシュ）…腕のかきの最後の局面で，水を最も⑥(　　　　)押す局面のこと。

□(6) リカバリー…水をとらえてかく一連の動きが終わり，次の⑦(　　　　)に移るまでの局面のこと。

□(7) アウト(イン)ワードスカル…和船の櫓のように迎角をつけて(手のひらを傾けて)水を⑧(　　　　)ような動作で，進行方向に対して左右に手が移動する動きのこと。

□(8) ローリング…腕のかきに合わせて，体の⑨(　　　　)を軸に上半身をひねるように⑩(　　　　)させる動作。

□(9) ハイエルボー…水中ストロークのときに，指先や手首に対して，⑪(　　　　)を高く保って水をつかむこと。

要点 水泳は水の圧力・浮力・抵抗などを利用して，水の中で泳ぐスポーツ。競泳や飛込，アーティスティックスイミング，水球などの競技がある。

ぴたトレ 1
要点チェック

クロール／平泳ぎ

解答 p.12

（　）にあてはまる語句を答えよう。

1 クロール

▸▸p.112 ❶❷

□ クロールのスイム

❶エントリー
できるだけ(1)（　　　）の水をつかむつもりで。

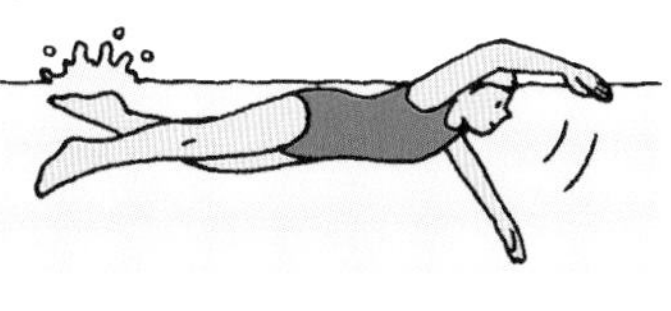

❷キャッチ
手先から足先までの(2)（　　　　　）姿勢をとるように意識する。

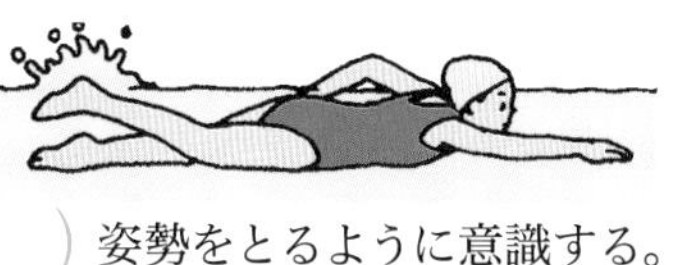

❸プル
水をとらえ，体の(3)（　　　）に沿ってかく。

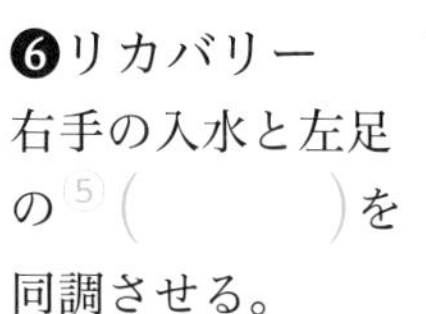

❹プッシュ
かいた手で水を(4)（　　　）の方へ押す。

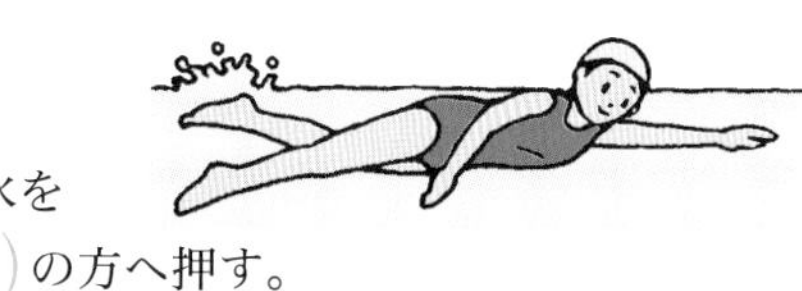

❺リリース
頭を上げすぎない。

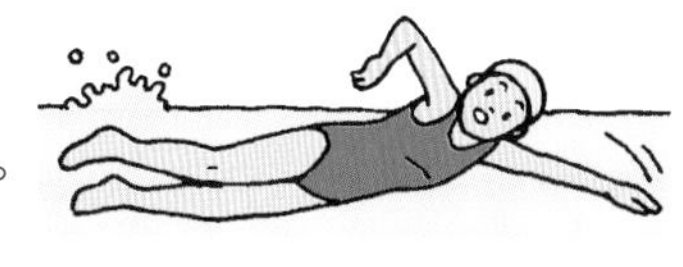

❻リカバリー
右手の入水と左足の(5)（　　　）を同調させる。

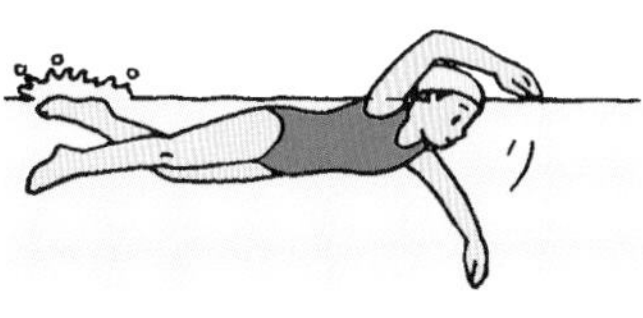

2 平泳ぎ

▸▸p.112 ❶❷

□ 平泳ぎのスイム

❶アウトワードスカル
十分に伸びた(1)（　　　　　）姿勢から(2)（　　　）の動作が先に始まる。

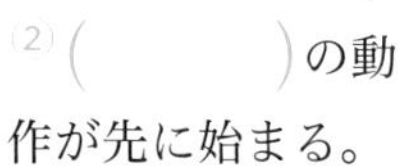

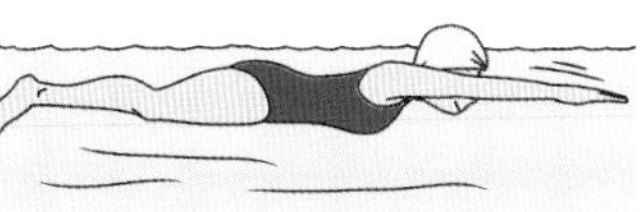

❷キャッチ
水をしっかりとらえる。

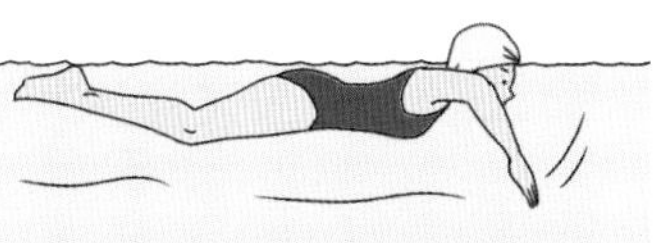

❸インワードスカル
口・鼻から少しずつ(3)（　　　）を吐く。

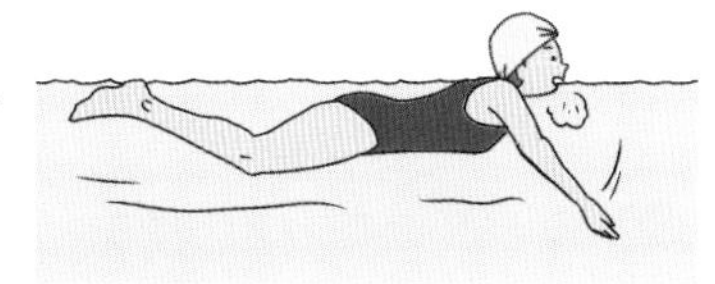

❹フィニッシュ
頭を上げすぎない。脇を締め(4)（　　　）の前に水をかき込む。

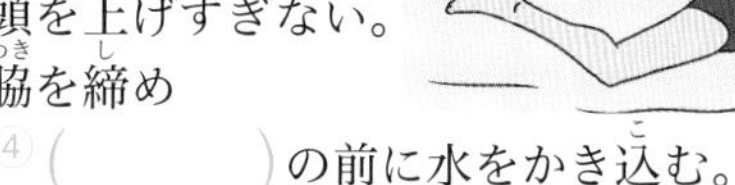

フィニッシュに合わせ，口から大きく(3)（　　　）を吸う。リカバリーの前に頭を入れる。足の(5)（　　　）を始める。

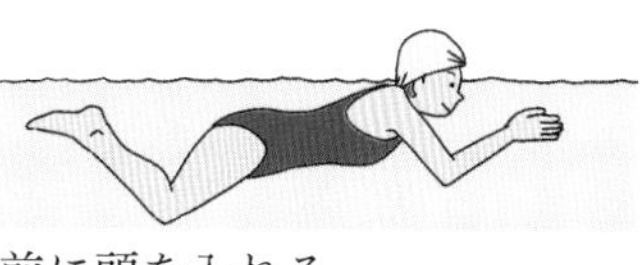

❺フィニッシュ～リカバリー
(6)（　　　）を十分に返して膝を曲げ，強く水をキックして，(1)（　　　）姿勢に。キックに合わせ腕を前方に伸ばす。

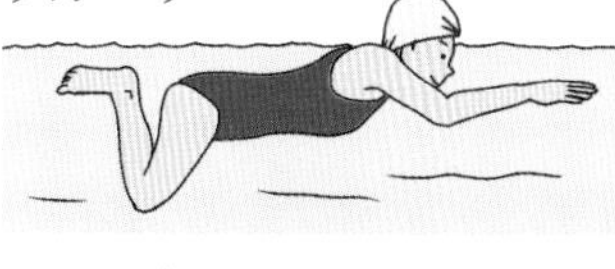

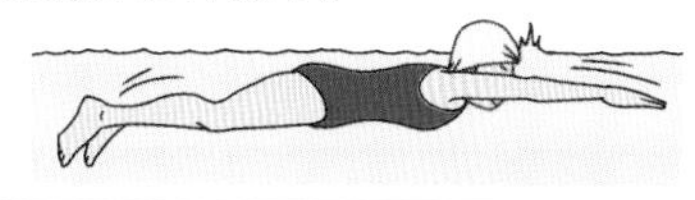

要点 クロールや平泳ぎではストリームライン姿勢を保ちながら，ストロークやキックのスイム動作を確認し，身に付けておく。

ぴたトレ 1 要点チェック

背泳ぎ／バタフライ

時間 10分　解答 p.12

（　）にあてはまる語句を答えよう。

1 背泳ぎ

▶▶p.112 1, p.113 1

□ 背泳ぎのスイム

❶エントリー
手先から足先までのストリームライン姿勢をしっかり意識する。
(1)（　　　）側から入水する。

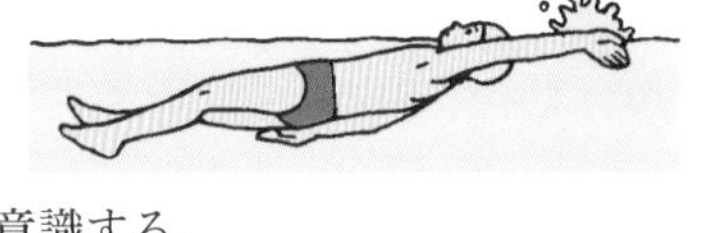

❷キャッチ

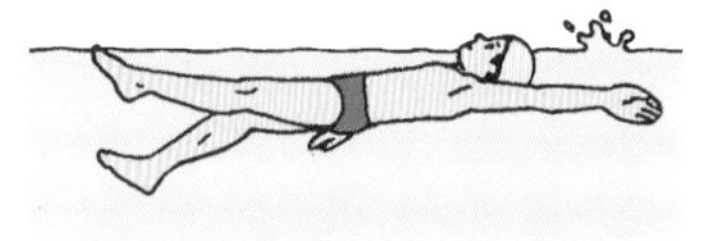

❸スカリングプル

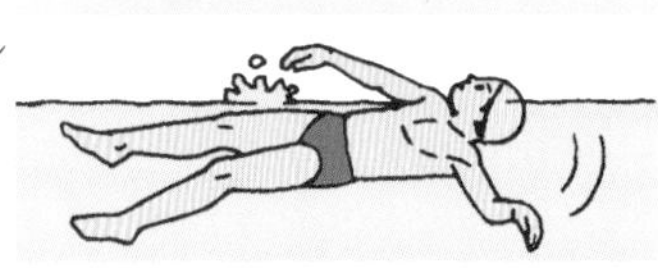

❹リカバリー
腕（うで）を空中に(2)（　　　）伸ばす。

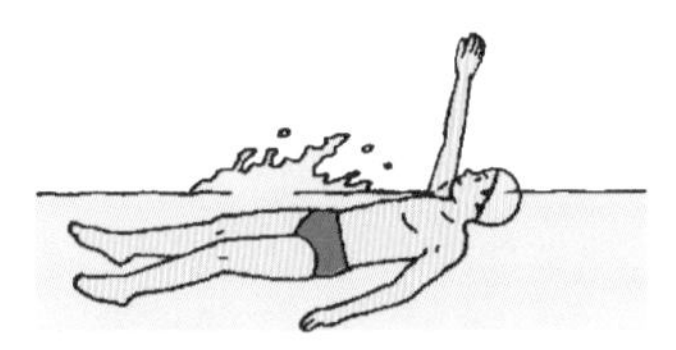

❺プッシュオフ
(3)（　　　）に向けて水を押（お）す。

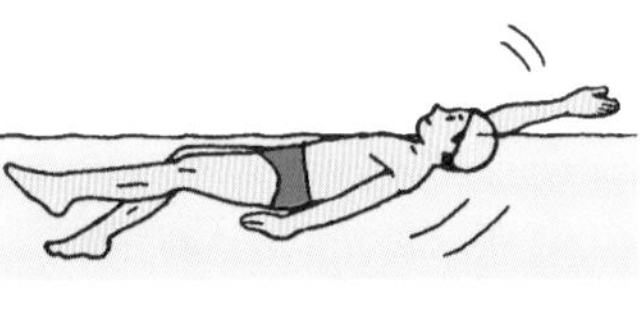

❻エントリーへ
右手の伸び，左手のフィニッシュ，左足の蹴（け）り上げの(4)（　　　　　）を合わせる。

2 バタフライ

▶▶p.112 1, p.113 2

□ バタフライのスイム

❶エントリー
(1)（　　　）を曲げ始める。

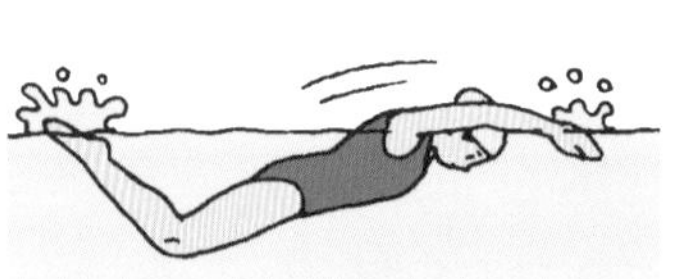

❷キャッチ
第一(2)（　　　）はキャッチの後に(2)（　　　）する。

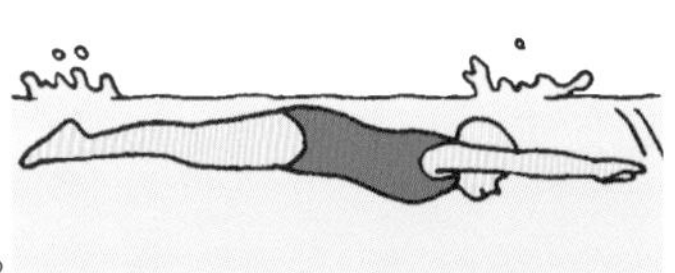

❸プレスダウン
息を(3)（　　　）始める。

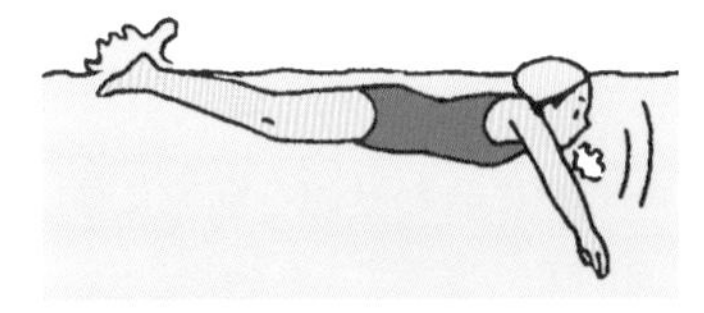

❹スカリングプル
外側から内側へと水を(4)（　　　）。

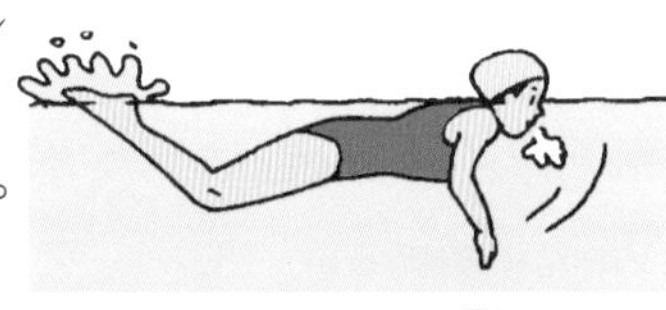

❺プッシュ
(5)（　　　）に水を強くかく。

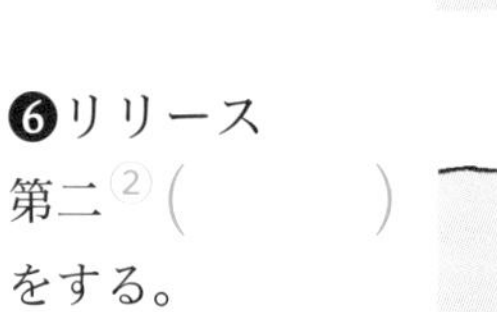

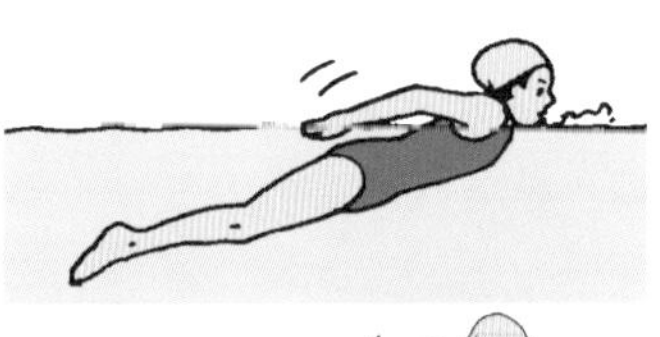

❻リリース
第二(2)（　　　）をする。

❼リカバリーからエントリーへ

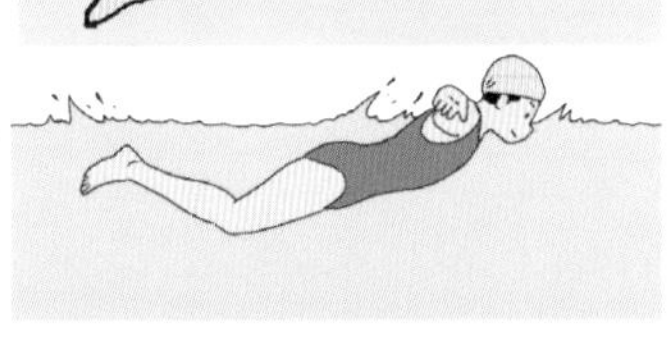

要点　背泳ぎでは，腕は小指側から水に入れ，水をしっかりつかんで足元に向かって押す。バタフライでは１回のストロークと２回のキックのスイム動作を覚えておく。

ぴたトレ 1 要点チェック

スタートとターン

解答 p.12

（　）にあてはまる語句を答えよう。

1 スタートとターン

▶▶p.113 ❶❷

□(1) 水中からのスタート（クロール・平泳ぎ・バタフライ）

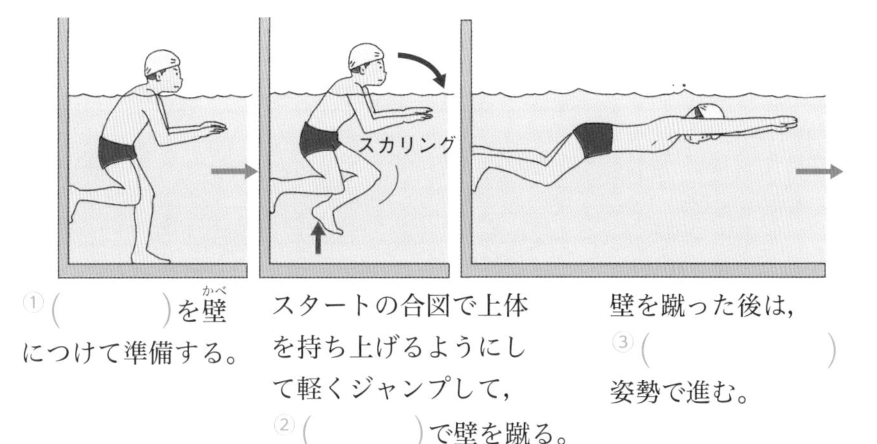

①（　　　）を壁(かべ)につけて準備する。

スタートの合図で上体を持ち上げるようにして軽くジャンプして，②（　　　）で壁を蹴る。

壁を蹴った後は，③（　　　　）姿勢で進む。

□(2) 水中からのスタート（背泳ぎ）

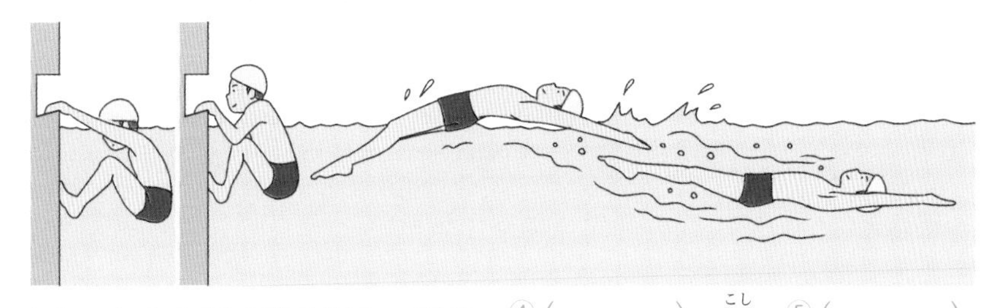

スタートの合図で壁を蹴り，指先，④（　　　），腰(こし)，⑤（　　　）の順に水に入る。小さく力強くキックし，⑥（　　　）が水面に近づいたら，片腕(うで)をももまでかいて浮(う)き上がる。

□(3) 一般(いっぱん)的なターンでは，クロールと背泳ぎは⑦（　　　）手タッチで，平泳ぎとバタフライは⑧（　　　）手タッチでターンを行う。

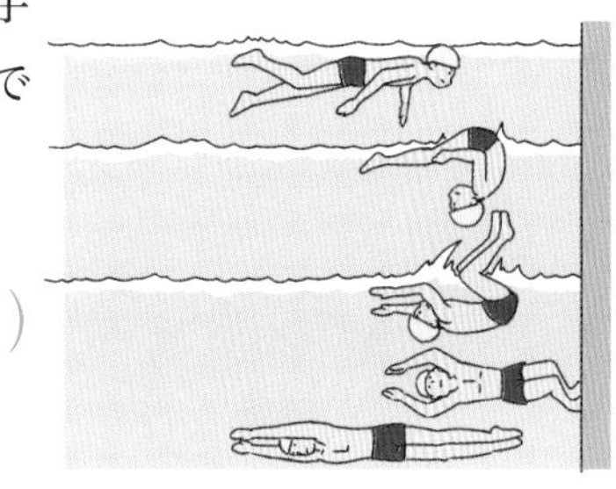

□(4) 水中で前転をするように行うターンを⑨（　　　　）という。

要点 スタートは水中から行う。両足で壁を蹴った後，ストリームライン姿勢になって進む。ターンではクロールと背泳ぎは片手でタッチし，平泳ぎやバタフライは両手でタッチする。

ぴたトレ 2 練習

水泳とは／クロール／平泳ぎ

時間 15分　解答 p.13

1 各泳法について，次の問いに答えなさい。

▶▶p.108 3，p.109 1 2，p.110 1 2

□ 各泳法の特徴を示した次の表の(　　　)にあてはまるものを下の㋐～㋛から選び，記号で答えなさい。

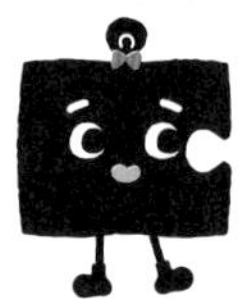

泳法	クロール	平泳ぎ	背泳ぎ	バタフライ
基本の動きや姿勢	①(　　　)動作	体を長く伸ばす	②(　　　)が下がらない姿勢	うねり動作
キック	足の先で蹴り下ろす③(　　　)	左右をそろえた④(　　　)	足の先で蹴り下ろす③(　　　)	左右をそろえた⑤(　　　)キック
ストローク	⑥(　　　)にプル	左右対称で⑦(　　　)に	⑧(　　　)姿勢	左右そろえて入水，⑨(　　　)にかく
呼吸	顔を⑩(　　　)に上げる	顔を⑪(　　　)に上げる	プルとキックの動作に合わせる	第2⑫(　　　)で顔を前に上げる

㋐バタ足　㋑S字型　㋒ローリング　㋓カエル足　㋔鍵穴形(キーホール形)
㋕ドルフィン　㋖腰　㋗逆ハート形　㋘前　㋙横　㋚キック　㋛ハイエルボー

2 クロールと平泳ぎについて，次の各問いに答えなさい。

▶▶p.109 1 2

□(1) クロールの呼吸法として正しいものを選び，記号で答えなさい。　(　　　)

㋐

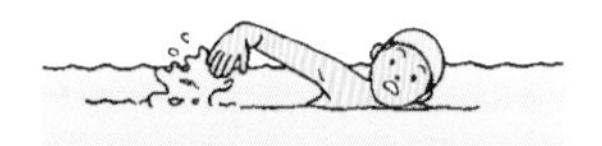

㋑

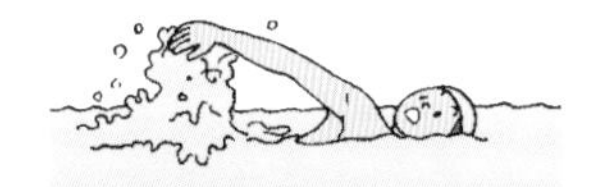

㋒

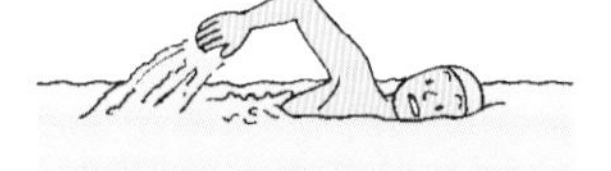

□(2) 平泳ぎのストロークを解説した図はどちらか記号で答えなさい。　(　　　)

㋐

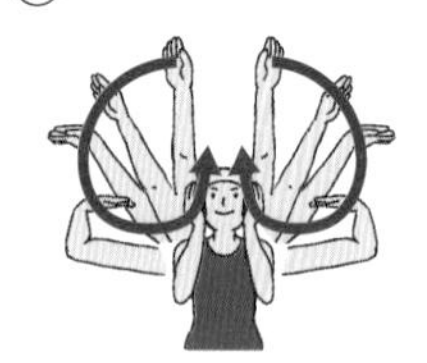

㋑

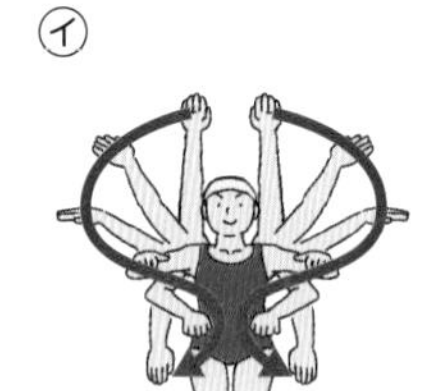

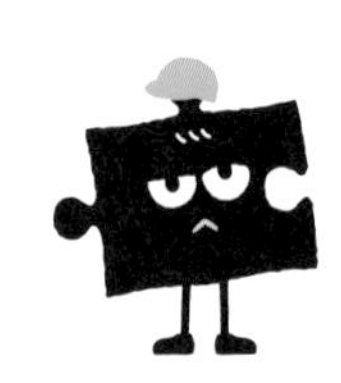

ミスに注意 2 (1) 顔を上げるとき，頭が上がらないように注意する。

ヒント 2 (2) 一方の図はバタフライのストロークを解説している。

ぴたトレ 2 練習

背泳ぎ／バタフライ

時間 15分　解答 p.13

1 背泳ぎについて，次の各問いに答えなさい。

▶▶p.110 1，p.111 1

□(1) 背泳ぎについて説明した文で，下線部が正しいものには○を，間違っているものは正しく書き換えなさい。

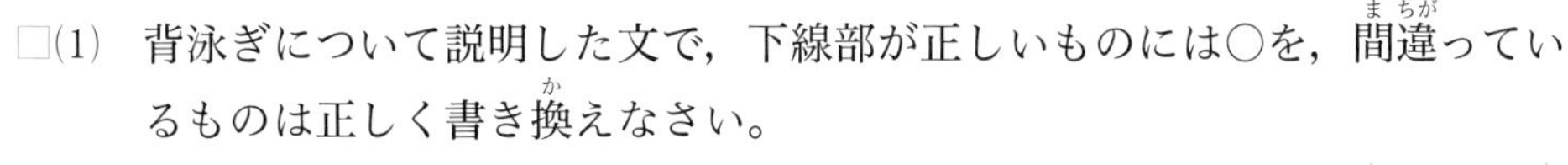

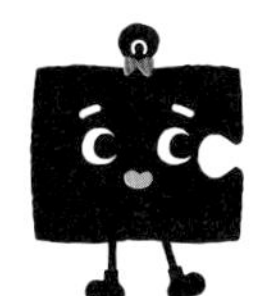

①背泳ぎでは親指側から入水する。（　　　）

②水をつかみ，体の後ろで水を押す感覚で，もも(太股)のところまでかき込む。（　　　）

③キックは足首を柔らかく使って，足の甲で水をとらえる。股関節から動作すると蹴り下げでも推進力が得られる。（　　　）

□(2) 背泳ぎのスタートはほかの泳法と異なっている。（　　）にあてはまるものを下の㋐～㋔から選びなさい。

背泳ぎでは膝を曲げて①（　　　）につかまり，スタートの合図で①（　　　）を蹴り②（　　　）を伸ばし，体を反らせて③（　　　）から入水する。

㋐指先　㋑壁　㋒両手　㋓片手　㋔腰

2 バタフライについて，次の各問いに答えなさい。

▶▶p.110 2，p.111 1

□(1) バタフライについて説明した文の（　　）にあてはまるものを下の㋐～㋖から選びなさい。

バタフライでは，①（　　　）をそろえて入水させ，左右対称な②（　　　）の形になるようにストロークする。キックは，③（　　　）の上下の動きを生かし，④（　　　）をそろえたドルフィンキックを行う。呼吸は⑤（　　　）回目のキックのときに，口を水面上に出して息を吸う。

㋐両足　㋑両腕　㋒腰　㋓キーホール(鍵穴)　㋔2　㋕1　㋖逆ハート

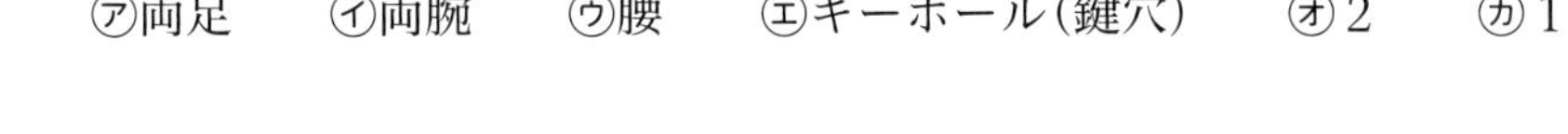

□(2) バタフライのスタートについて説明した文の下線部で間違っているものはどれか。記号で答えなさい。（　　　）

水中からのスタートでは，㋐両足で壁を蹴る。㋑ストリームライン姿勢で十分にグライドした後，㋒ドルフィンキックをしながら浮上する。浮上㋓前に腕をかき始める。

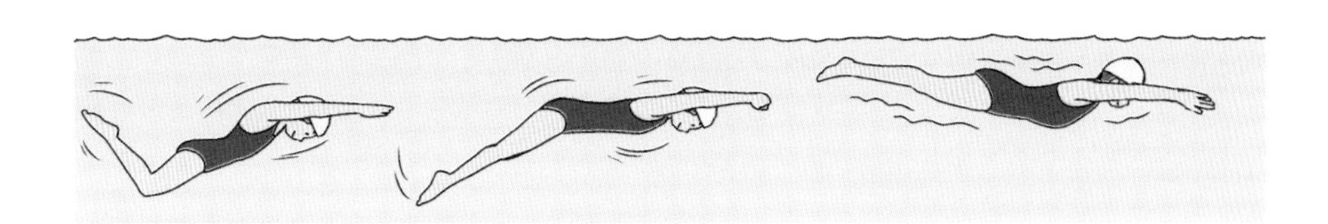

ミスに注意 1 (1) 背泳ぎのストロークの動きを思い出してみよう。

ヒント 2 (1) 平泳ぎのストロークとの違いを考えよう。

ぴたトレ 1 要点チェック

球技ゴール型（バスケットボール）

時間 10分　解答 p.13

（　）にあてはまる語句を答えよう。

1 バスケットボールとは

▶▶p.120 1

□(1) バスケットボールは1891年，①（　　　　）のジェイムス・ネイスミスによって，冬の時期の②（　　　　）スポーツとして始められた。

□(2) バスケットボールは，２つのチームが，コート内でボールを奪(うば)い合い，ドリブルや③（　　　　）によってボールを運び，一定の時間内に相手④（　　　　）に⑤（　　　　）して⑥（　　　　）を競(きそ)い合う競技である。１チームのプレーヤーは５人。

□(3) 競技場の名称(めいしょう)

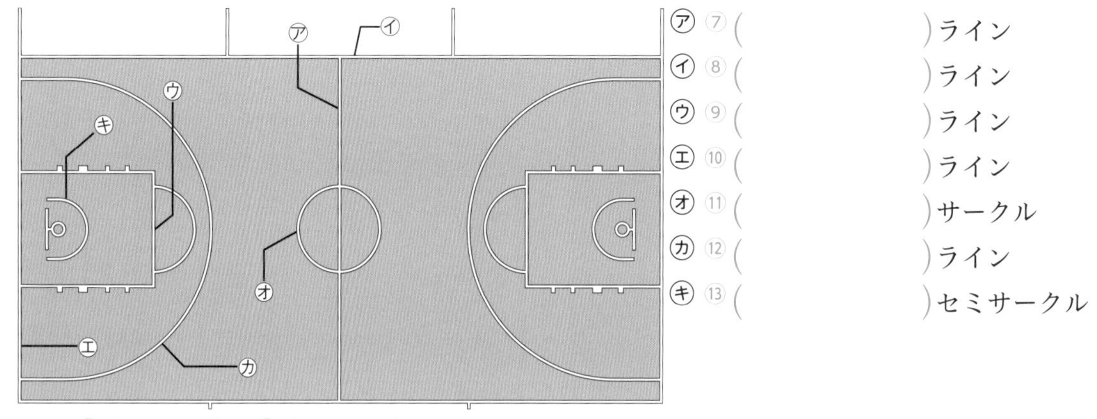

ア ⑦（　　　　　　）ライン
イ ⑧（　　　　　　）ライン
ウ ⑨（　　　　　　）ライン
エ ⑩（　　　　　　）ライン
オ ⑪（　　　　　　）サークル
カ ⑫（　　　　　　）ライン
キ ⑬（　　　　　　）セミサークル

□(4) ⑤（　　　　）…④（　　　　）にボールを投げ入れること。ショットともいう。

□(5) ドリブル…ボールを⑭（　　　　）させながら移動すること。

□(6) パス…ボールを⑮（　　　　）プレイヤーに渡(わた)すこと。

□(7) ピボット…ボールを持ちながら，片方の足を⑯（　　　　）にして，もう一方の足を⑰（　　　　）に踏(ふ)み出すこと。

□(8) リバウンド…⑤（　　　　）が外れ，バックボードやリングにあたって落ちてくるボールを取ること。

□(9) ポストプレイ…④（　　　　）下に長身プレイヤーを置き，そこから攻(せ)めるプレイ。

□(10) カットインプレイ…④（　　　　）下に鋭(するど)く⑱（　　　　）ように走り，パスを受けて⑤（　　　　）するプレイ。

□(11) スクリーンプレイ…味方プレイヤーを⑲（　　　　）のように利用し，相手チームのディフェンスの動きを封(ふう)じるプレイ。スクリーンプレイをかける⑲（　　　　）の役割をする味方プレイヤーをスクリーナーという。

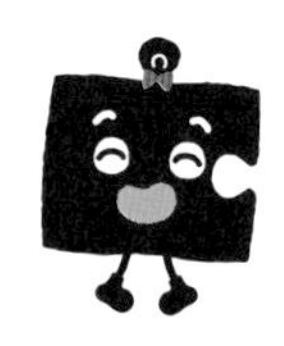

要点 バスケットボールは1チーム5人の選手でプレイし，相対する2チームがパスやドリブルなどでボールを運び，時間内に相手ゴールにシュートして得点を競い合うスポーツ。

ぴたトレ 1
要点チェック

球技ゴール型(バスケットボール)

解答 p.13

(　)にあてはまる語句を答えよう。

1 パス,ドリブル

□(1) チェストパス

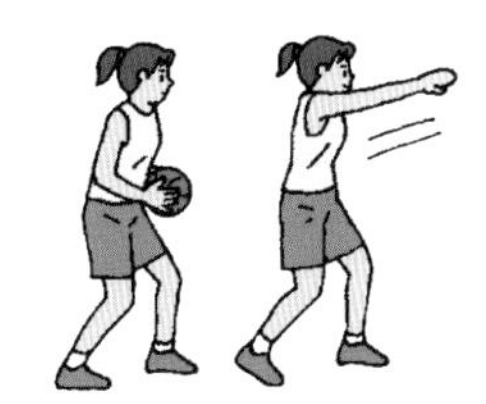

パスをする方向に片足を踏(ふ)み出し①(　　　)のスナップを効かせてパス。

□(2) キャッチの構え

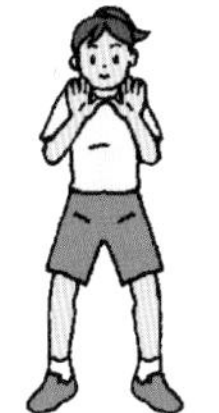

手のひらをパスする人に向けて,②(　　　)を広げて構える。

□(3) ドリブル

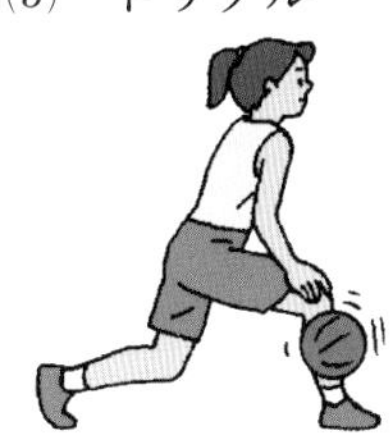

ボールを速く進めるときは③(　　　)の高さでドリブルし,④(　　　)に強く突き出す。

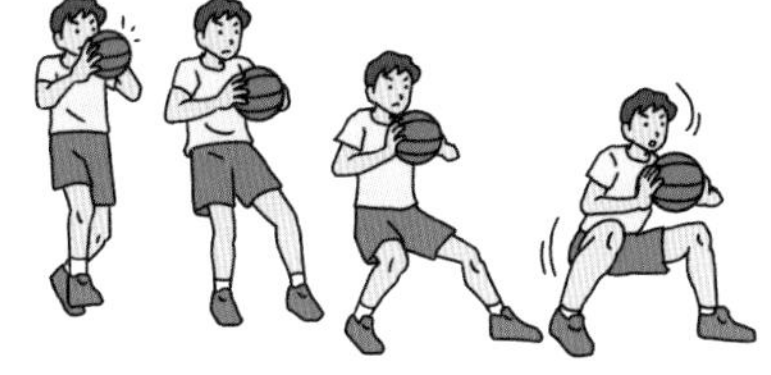

ディフェンスに近づかれた場合,ドリブルしていない方の手でボールを守る際に,腕(うで)を返し,⑤(　　　)の高さでドリブルする。

2 ストップ,ターン,シュート

▸▸p.121 1

□(1) ①(　　　)ストップ

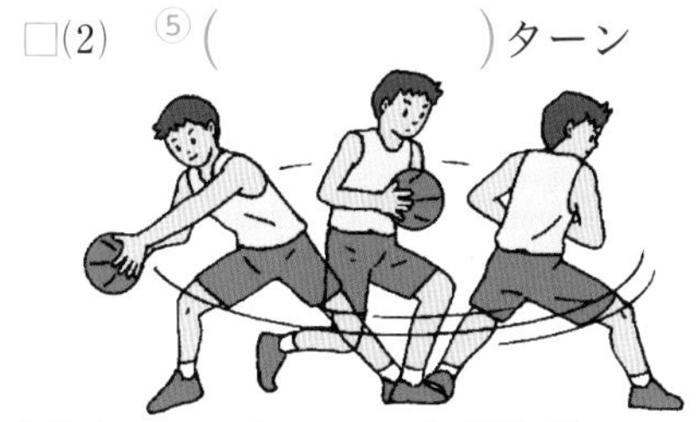

ボールを②(　　　)でキャッチし,肘(ひじ)を張ってボールを保持し,腰(こし)を十分に落として両足③(　　　)に着地する。また,片足ずつとまるのは④(　　　)ストップと呼ぶ。

□(2) ⑤(　　　)ターン

ボールを保持してターンする技術。ボールは⑥(　　　)から最も遠くで持つ。ターンするときは足は大きく回さない。⑥(　　　)がずれてしまうとトラベリングになる。

□(3) セットシュート(両手)

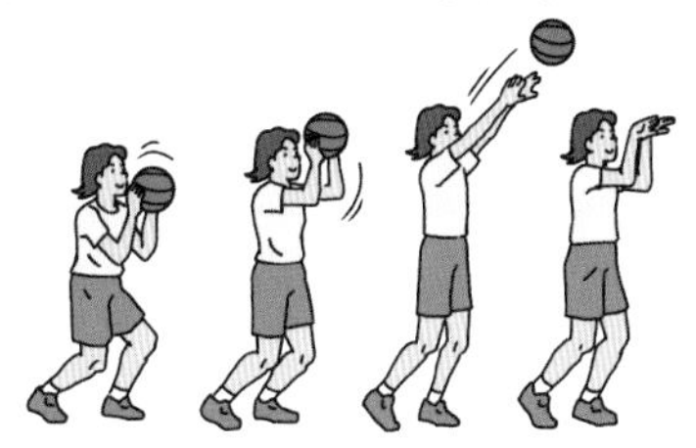

リングに⑦(　　　)し,目の近くでボールをセット。肩(かた)・肘・指先に力を入れすぎずに,⑧(　　　)で均等に持つ。⑨(　　　)のばねを利用してシュートする。

要点 バスケットボールの基本の技術には,チェストパス,ジャンプストップ,ストライドストップ,ピボットターン,ドリブル,セットシュートなどがある。

ぴたトレ 1

要点チェック

球技ゴール型(ハンドボール)

時間 10分　解答 p.13

(　)にあてはまる語句を答えよう。

1 ハンドボールとは

▶▶p.120 1

□(1) ハンドボールは，2つのチームが，コート内の走・跳・投を中心とした動きの中でボールを①(　　　)，一定の時間内に相手ゴールに②(　　　)して得点を競い合う競技である。コートには，1チーム7人までが同時に出場できる。

□(2) ボールを③(　　　)で扱い，多彩なパスや④(　　　)，思い切った②(　　　)で攻めたり，チームで組織された⑤(　　　)で守ったりして勝敗を争う。

□(3) チームで⑥(　　　)や⑤(　　　)の作戦を立てて，ゲーム内でその作戦が生かされたときは楽しくなる。

□(4) コートの名称

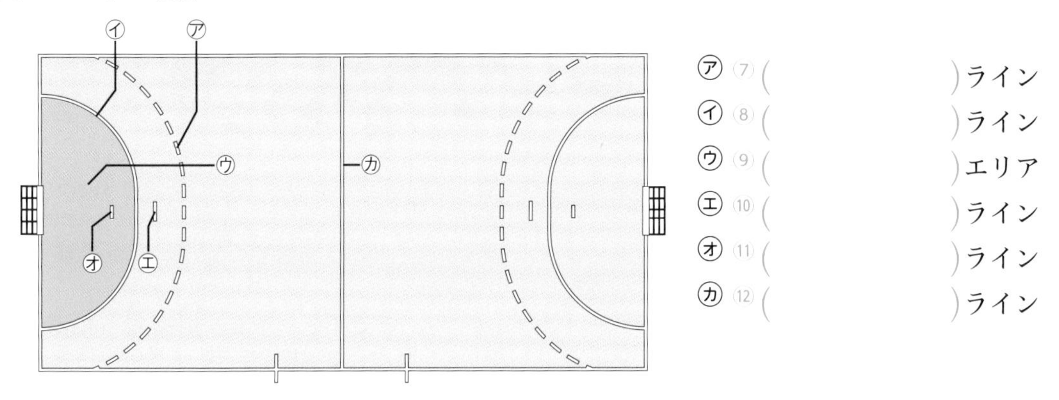

ア ⑦(　　　)ライン
イ ⑧(　　　)ライン
ウ ⑨(　　　)エリア
エ ⑩(　　　)ライン
オ ⑪(　　　)ライン
カ ⑫(　　　)ライン

□(5) スローオフ…プレイ開始時や⑬(　　　)後に⑫(　　　)ライン中央を踏んでボールを投げること。

□(6) インターセプト…相手プレイヤーの⑭(　　　)を奪うこと。

□(7) カットイン…ゴールに向かい，⑮(　　　)切り込んで走るプレイ。

□(8) スカイシュート(スカイプレイ)…⑯(　　　)でボールをキャッチし，着地前に行うシュート。

□(9) ジャッグル…空中にあるボールに2回続けて⑰(　　　)こと。

□(10) ポストプレイ…相手⑨(　　　)付近にいるポストプレイヤーを利用して攻めるプレイ。

□(11) セットオフェンス…相手チームのディフェンスが⑱(　　　)について守っているとき，⑭(　　　)を回しながら攻撃を組み立てて攻めるプレイ。

□(12) パッシブプレイ…わざとゆっくりとした④(　　　)や無意味な⑭(　　　)回しなど，②(　　　)や⑥(　　　)をする意図がないプレイ。

要点 ハンドボールは1チーム7人の選手でプレイし，相対する2チームがパスやドリブルなどでボールを運び，時間内に相手ゴールにシュートして得点を競い合うスポーツ。

ぴたトレ 1 要点チェック

球技ゴール型(ハンドボール)

解答 p.13

(　)にあてはまる語句を答えよう。

1 パス，シュート，ドリブル，ゴールキーピング

▶▶p.121 ❷

□(1) ショルダーパス(オーバーハンドパス)

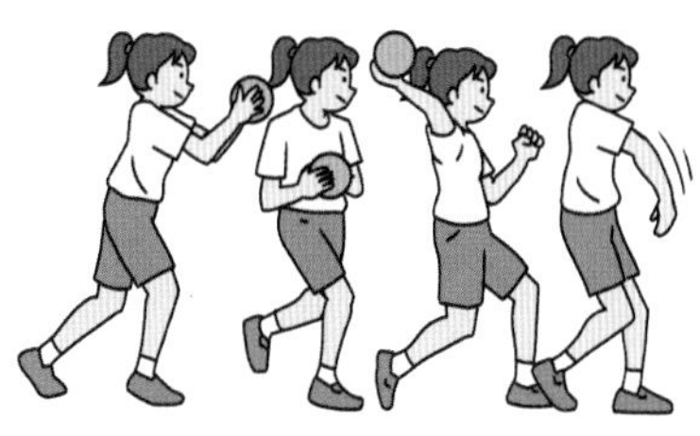

キャッチ後に素早(すばや)くバックスイングをする。上体と①(　　　)を使い，人差し指，中指，薬指の３本で②(　　　)をきかせて投げる。

□(2) ボールの持ち方

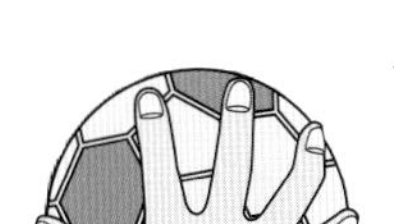

手首を③(　　　)して手を広げる。親指と④(　　　)を使ってボールをつかむ。

□(3) ステップシュート

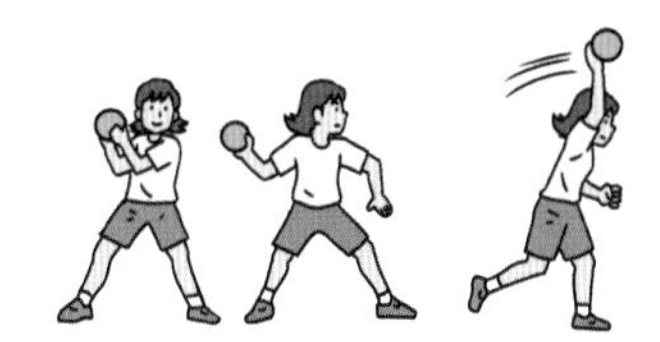

キャッチした後，腰(こし)に⑤(　　　)を加えながら，⑥(　　　)に体重を移動してシュートする。

□(4) ドリブル

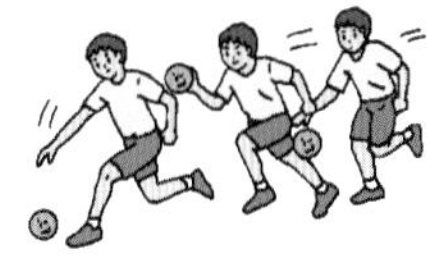

⑦(　　　)でボールを⑧(　　　)ようにコントロールする。

□(5) ゴールキーピング

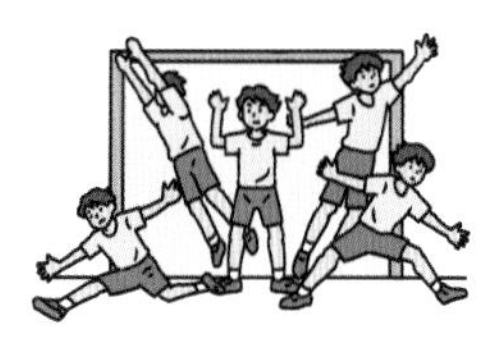

常に⑨(　　　)を上げてゴール前⑩(　　)mに構えるのが基本姿勢。

2 基本ルールについて

□(1) ボールを持ったまま①(　　　)を超(こ)えて移動することはできない。

□(2) ボールが相手チームの②(　　　)を完全に通過すると得点となる。

□(3) ボールの扱いに違反(いはん)があった場合は③(　　　)で再開する。

□(4) ７mスロー（ペナルティスロー)をするときは，ボールを投げ終わるまではどちらか片方の足を④(　　　)に着いていなければならない。このとき，ゴールキーパーは⑤(　　　)ラインより前に出てはならない。

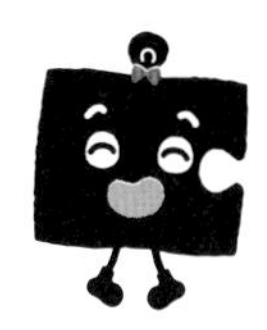

要点 ハンドボールの基本の技術には，ショルダーパス，ステップシュート，ドリブルなどがある。ボールを保持して3歩まで歩くことができ，4歩目が床(地面)に着く前にボールを手から離(はな)すこと。

ぴたトレ 1

要点チェック

球技ゴール型(サッカー)

時間 10分　解答 p.13

( )にあてはまる語句を答えよう。

1 サッカーとは

▶▶p.120 1

□(1) サッカーは，2つのチームが，①( )内を自由に動き回り，手や②( )以外を使ってボールを操作しながら，一定の時間内に相手ゴールにシュートして得点を競(きそ)い合う競技である。1チームのプレイヤーは11人。

□(2) パスや③( )でボールを進め，シュートを狙(ねら)ったり，パスカットや④( )などで相手のオフェンス(攻撃(こうげき))を防いだりする。

□(3) チームでオフェンスや⑤( )の作戦を立てて，⑥( )に勝つと楽しくなる。

□(4) フィールド(ピッチ，コート)の名称(めいしょう)

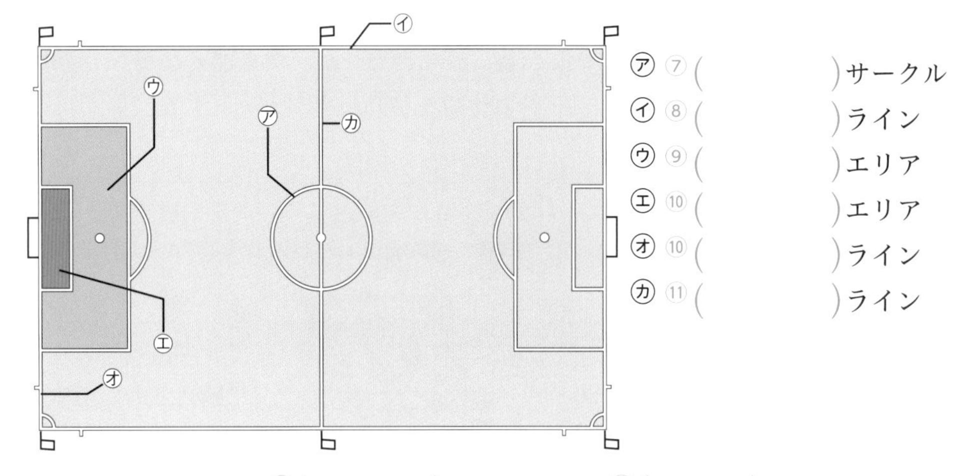

ア ⑦( )サークル
イ ⑧( )ライン
ウ ⑨( )エリア
エ ⑩( )エリア
オ ⑩( )ライン
カ ⑪( )ライン

□(5) シュート…キックや⑫( )，または手や②( )以外の場所で相手チームのゴールにボールを入れようとすること。

□(6) ドリブル…ボールを足で⑬( )して運ぶこと。

□(7) パス…ボールを味方⑭( )に渡(わた)すこと。

□(8) フェイント…見せかけの⑮( )で相手の逆を突いたり惑(まど)わせたりするプレイ。

□(9) オフサイド…⑯( )を禁止するルール。相手陣内(じんない)で後ろから来た味方のパスを受けるには，その前方に相手プレイヤーが，⑰( )を含(ふく)めて⑱( )人以上いなければならない。

□(10) キックオフ…ゲームを開始，再開するために⑦( )サークルの位置から，ボールを相手陣内に動かすこと。

要点 サッカーは1チーム11人の選手でプレイし，相対する2チームがパスやドリブルなどでボールを運び，時間内に相手ゴールにシュートして得点を競い合うスポーツ。

ぴたトレ
1
要点チェック

球技ゴール型（サッカー）

解答 p.14

（　）にあてはまる語句を答えよう。

1 パス，シュート，ドリブル

▶▶p.121 3

□(1) インサイドキック

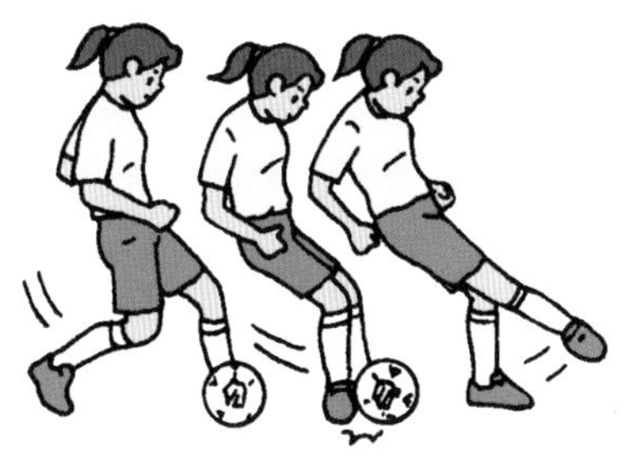
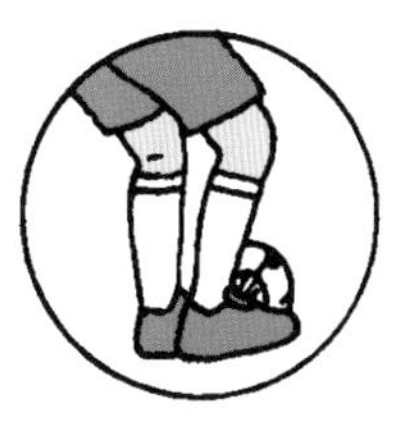

①（　　　　）に重点をおいたキック。ボールに対してまっすぐに入り，足の②（　　　）の広い面でボールを押し出すように蹴る。

□(2) インステップキック

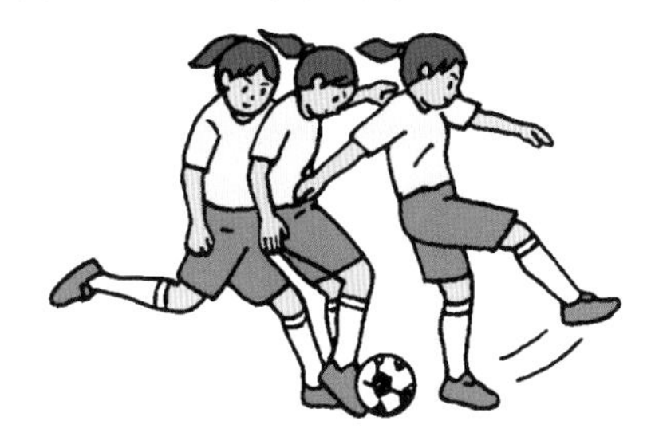
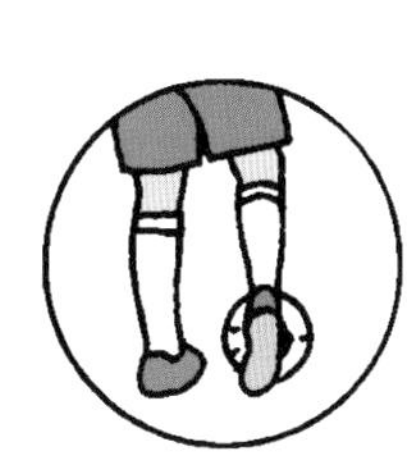

③（　　　）ボールを蹴るときや，遠くにボールを飛ばしたいときのキック。立ち足は④（　　　）から踏み込み，足首を固定して，足の⑤（　　　）の中心で蹴る。

□(3) ドリブル(インサイドドリブル)

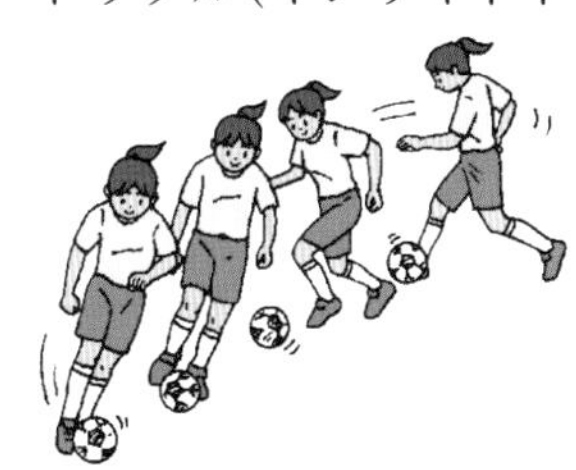

ボールを⑥（　　　）で①（　　　）して運ぶときに行う。⑦（　　　）を上げて視野を広くする。膝を柔らかく使い，足の②（　　　）をボールに広く当てて⑧（　　　）ながら進む。

2 基本ルールについて

□(1) ボールがタッチラインから出たら，ボールを出したチームの相手チームによる①（　　　　）でプレイを再開する。

□(2) ボールが，守備側のプレイヤーの体に最後に触れて，自陣側の②（　　　　）を超えて外に出て得点にならなかったときは，相手チームによるコーナーアークからの③（　　　　）でプレイを再開する。

□(3) 相手を蹴る，つまずかせる，押す，相手に飛びかかるなどの違反をした場合には，被害を受けた側の④（　　　）フリーキックとなる。

要点 サッカーの基本の技術には，インサイドキック，インステップキック，ドリブル(インサイドドリブル)などがある。ボールがタッチラインの外に出たらスローインで再開する。

ぴたトレ 2 練習

ゴール型の球技について

時間 15分　解答 p.14

1 ゴール型の各球技について，次の各問いに答えなさい。

▶▶p.114 1, p.116 1, p.118 1

□(1) 各球技について説明した表がある。(　　)にあてはまるものを下の㋐～㋙から選び，記号で答えなさい。

競技	バスケットボール	ハンドボール	サッカー
チームのプレイヤーの人数	５人	７人	11人
試合時間(正規)	40分：10分①(　　)を４回	前後半で②(　　)ずつ	前後半で③(　　)ずつ
得点	ボールがリングに入ると２点。④(　　)の外側からのシュートは３点。⑤(　　)は１点。	ボールが⑥(　　)ラインを完全に通過すると１点。	ボールが⑥(　　)ラインを完全に通過すると１点。
試合の開始	両チーム１名ずつジャンパーを出し，⑦(　　)を行う。	陣地(じんち)とボールを決める⑧(　　)を行い，ボールを選んだ側が⑨(　　)でボールを投げる。	⑧(　　)を行い，勝ったチームがエンド(攻める方向)を決め，負けたチームが⑩(　　)を行う。

㋐45分　㋑30分　㋒ジャンプボール　㋓スリーポイントライン　㋔スローオフ
㋕フリースロー　㋖ゴール　㋗コイントス　㋘クォーター　㋙キックオフ

□(2) 各競技の反則についてあてはまるものを下の㋐～㋖から選び，記号で答えなさい。

①バスケットボール
Ⓐ両手でドリブルをするか，ドリブル後に再度ドリブルする。(　　)
Ⓑボールを受けてから持ったまま３歩以上歩くか，軸足(じくあし)をずらす。(　　)

②サッカー
Ⓒ負傷を装(よそお)ったり，ファウルを受けた振(ふ)りをしたりする。(　　)
Ⓓ攻撃(こうげき)側のプレイヤーが，相手の陣地にいるとき，ゴールラインから２人目のプレイヤーよりも前にいてパスを受ける。(　　)

③ハンドボール
Ⓔボールを３秒を超(こ)えて保持する。(　　)
Ⓕ故意(こい)にボールをはじき，その後キャッチする。(　　)

㋐オフサイド　㋑トラベリング　㋒オーバータイム　㋓ジャッグル
㋔シミュレーション　㋕ダブルドリブル　㋖ホールディング

ミスに注意 1 (2) バスケットボールとハンドボールは同じ「3秒ルールの違反(いはん)」があるが，名称(めいしょう)は異なる。

バスケットボール／ハンドボール／サッカー

時間 15分 解答 p.14

1 バスケットボールについて，次の各問いに答えなさい。 ▶▶p.115 2

□(1) 右の図はシュートの様子を示している。このシュートを何というか。次の㋐～㋒から選びなさい。(　　)

㋐ジャンプシュート

㋑ランニングシュート

㋒セットシュート

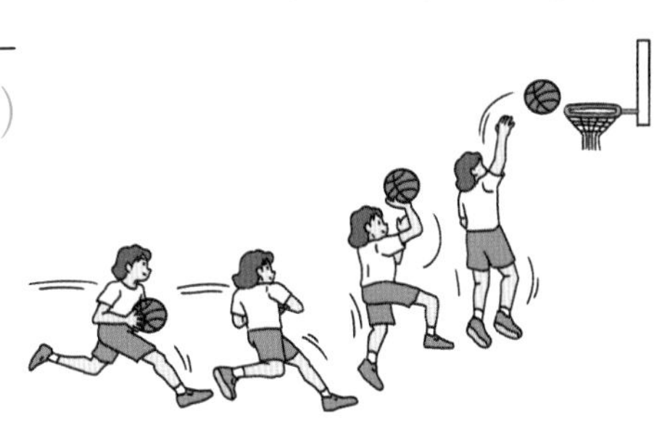

□(2) このシュートを行うのに適した状況を説明しているのは，次の㋐㋑のどちらか。　(　　)

㋐フリースローなどディフェンスが近くにいないとき

㋑ゴール下に走り込んでリングの近くでシュートするとき

2 ハンドボールについて，次の問いに答えなさい。 ▶▶p.117 1

□ パスの種類について説明した次の文の(　　)にあてはまるものを下の㋐～㋔から選びなさい。
最も使われる機会が多いのが①(　　)パス。アンダーハンドパスはクロスプレイなどで下から投げて②(　　)の味方プレイヤーにパスをするときなどに使う。③(　　)パスは④(　　)の足元に③(　　)させて味方プレイヤーにパスをつなぎたいときなどに使う。

㋐側方　㋑後方　㋒バウンド　㋓ショルダー　㋔ディフェンス(相手プレイヤー)

3 サッカーについて，次の問いに答えなさい。 ▶▶p.119 1

□ 次の各プレイの(　　)にあてはまるものを下の㋐～㋗から選びなさい。

①ヘディング

高いボールを①(　　)で処理するときに使う。②(　　)をしっかり固定して，ボールをよく見て，③(　　)の中心でボールをとらえる。

②トラッピング

ボールが柔らかいものに当たると勢いがなくなり下に落ちる④(　　)の要領で行う。胸のやや上の高さに飛んできたボールがあたる瞬間に⑤(　　)の力を抜いて体の前に落とす。

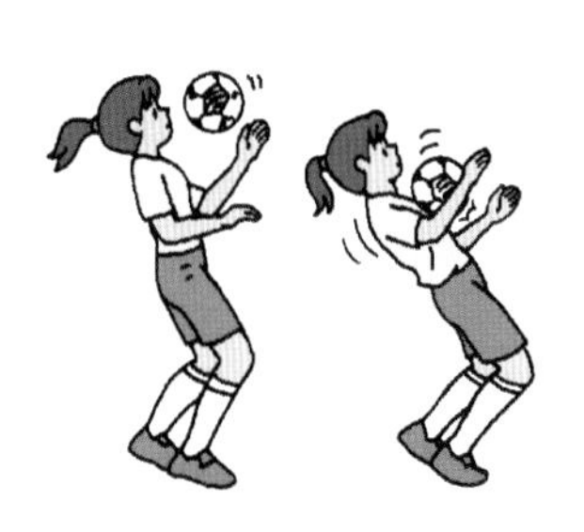

㋐額　㋑首　㋒胸　㋓クッションコントロール

㋔頭　㋕足　㋖腰　㋗弾性衝突

ミスに注意 1 (1) ランニングシュートはレイアップシュートともよばれる。

ぴたトレ 1

要点チェック

球技ネット型(バレーボール)

時間 10分　解答 p.14

(　)にあてはまる語句を答えよう。

1 バレーボールとは

▶▶p.126 ❶❷

□(1) バレーボールは1895年，アメリカのウィリアム.G.モーガンによって，①(　　　)とバドミントンを参考に新しい室内競技として考案された。

□(2) バレーボールは6人編成の2チームが，②(　　　)をはさんで相対してサーブ(サービス)，パス，トス，③(　　　)，ブロック，レシーブなどの技術を用いて，ボールを床(ゆか)に落とさずに打ち合い，得点を競(きそ)い合うスポーツである。

□(3) サーブ(サービス)やアタックを工夫(くふう)して相手の④(　　　)を誘(さそ)ったり，戦略的に攻めたりして，勝敗を競うところに楽しさがある。

□(4) コートの名称(めいしょう)

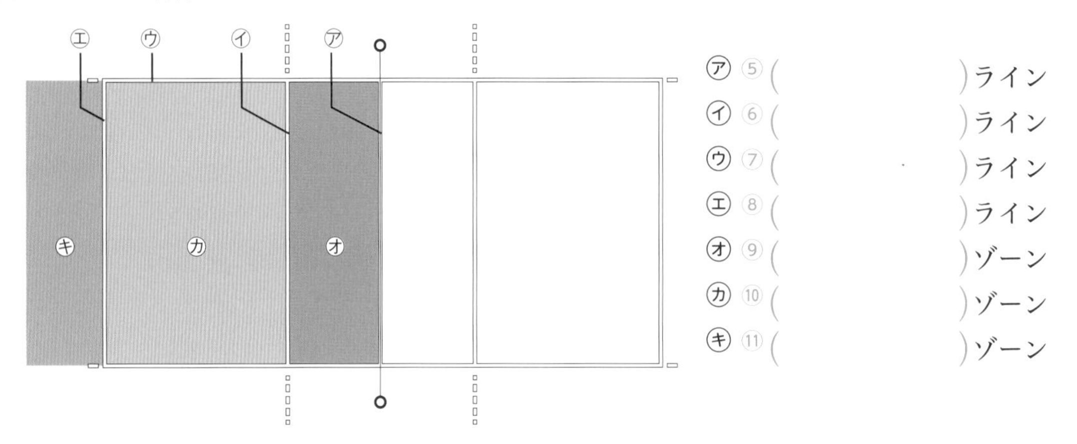

㋐ ⑤(　　　)ライン
㋑ ⑥(　　　)ライン
㋒ ⑦(　　　)ライン
㋓ ⑧(　　　)ライン
㋔ ⑨(　　　)ゾーン
㋕ ⑩(　　　)ゾーン
㋖ ⑪(　　　)ゾーン

□(5) サーブ(サービス)…プレイ開始の方法で，⑪(　　　)ゾーンから相手コートにボールを打ち入れること。

□(6) レシーブ…サーブ，スパイクなど⑫(　　　)側からのボールを受けること。

□(7) トス…味方の⑬(　　　)に，攻撃(こうげき)(アタック)しやすいボールを上げること。主に⑭(　　　)役のプレイヤーが中心となる。

□(8) スパイク…⑮(　　　)して相手コートにボールを強く打ち込(こ)む攻撃。得点を得るのに最も有効な攻撃(アタック)の1つ。

□(9) ブロック…相手チームが打ったボールを，②(　　　)際(ぎわ)でジャンプしてとめること。

□(10) 三段攻撃…パス(レシーブ)から⑯(　　　)へとつなぎ，3打目を③(　　　)などで相手に攻撃する，バレーボールの基本プレイ。

要点　バレーボールは1チーム6人の選手でプレイし，相対する2チームがネット越しにサービスやパス，スパイクなどでボールを落とさず打ち合い，得点を競い合うスポーツ。

ぴたトレ 1 要点チェック

球技ネット型(バレーボール)

解答 p.14

( )にあてはまる語句を答えよう。

1 パス，サーブ(サービス)

▶▶p.126 1

□(1) オーバーハンドパス

ボールの①( )を予測して移動する。 ボールを②( )の前まで引き付ける。

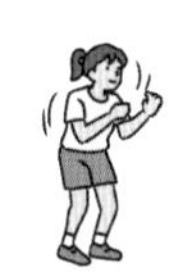
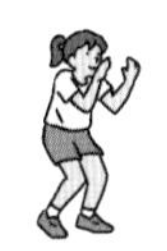
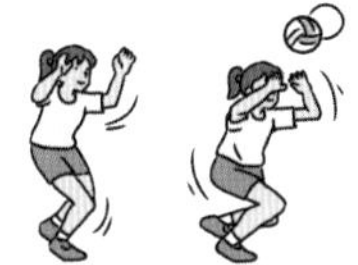
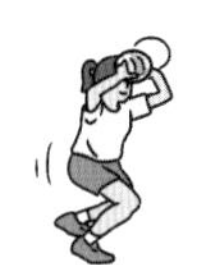
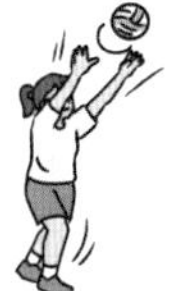
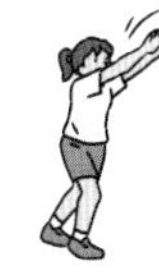

ボールを手首の③( )と膝(ひざ)の④( )を使って送り出す。

□(2) アンダーハンドパス

⑤( )と肘(ひじ)を伸(の)ばして上面を平らにして構える。

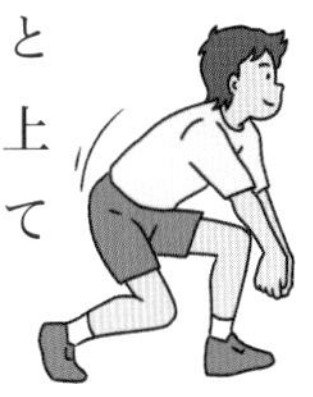
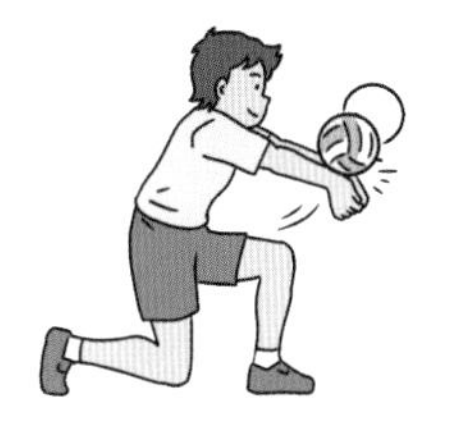
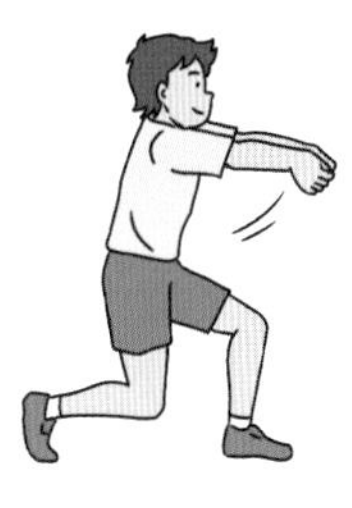

腰を落として手もとにボールを引き付ける。

膝の④( )を使ってボールを送り出す。

□(3) アンダーハンドサーブ

ネットに正対して足を前後に開いて低く構える。

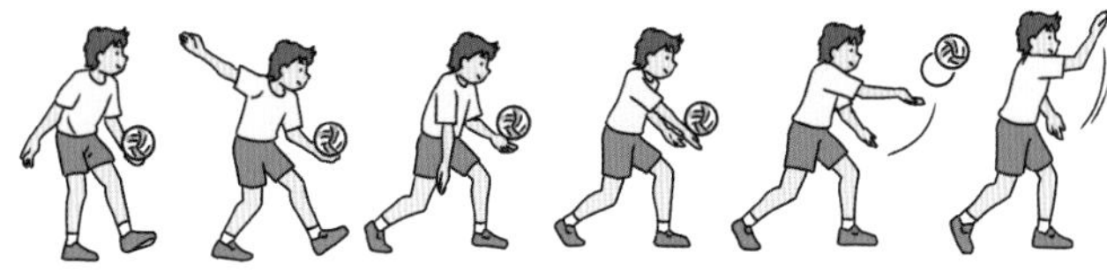

バックスイングで⑥( )に体重を移してトスを低めに上げる。

体重を⑦( )に移しながら打つ。

2 基本ルールと反則

▶▶p.126 1

□(1) 新たにサーブ(サービス)を得たとき，プレーヤーは①( )回りに1つずつポジションを移動する。これを②( )という。

□(2) ネットやネット上部の白帯(はくたい)に触(ふ)れると③( )の反則となる。

□(3) 相手コート上のボールにネットを越して触れると④( )の反則となる。

□(4) 同じプレイヤーが2度続けてボールに触れたり，両手がそろっていないオーバーハンドパスを行うと⑤( )の反則となる。

ボールを持ってとめたり，手のひらでボールを持ち上げるとキャッチ(ホールディング)の反則になるよ。

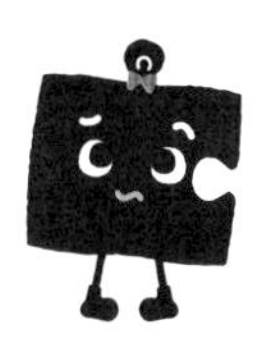

要点 バレーボールの基本技術にはオーバーハンドパスやアンダーハンドサーブがある。また，オーバーネットやタッチネットなどのネット付近の反則などがある。

ぴたトレ 1 要点チェック

球技ネット型（卓球）

時間 10分　解答 p.14

（　）にあてはまる語句や数字を答えよう。

1 卓球とは

▶▶p.126 1

□(1) 卓球は，①（　　　）をはさんで相対して②（　　　）を使ってボールを打ち合い，一定の得点に先に到達することを競う競技である。

□(2) ボールにスピードと③（　　　）を加えて積極的に攻撃したり，相手のミスを誘ったりして勝敗を競う楽しさがある。

□(3) 卓球は19世紀のイギリスでテニスの代わりに行った室内スポーツが起源で，1898年頃に④（　　　）製のボールが作られ発展した。現在はプラスチック製のボールが主に使われている。ボールを打つ小気味よい音から⑤（　　　）とも呼ばれている。

2 基本用語と基本的な技術

▶▶p.127 1

□(1) サービス（サーブ）…相手コートに向けて打つ最初の打球。打った後に必ず自分のコートに１回①（　　　）させなければならない。

□(2) レシーブ…相手の②（　　　）を打ち返す打球，またはその打法のこと。

□(3) ラリー…互いに③（　　　）を打ち合っている状態のこと。

□(4) カット…打球の方向と④（　　　）回転をかける打法のこと。

□(5) ショート…コートの縁で，①（　　　）した③（　　　）が⑤（　　　）に達する前に小さなスイングで打つ打球，またはその打法のこと。

□(6) スマッシュ…相手コートに向けて⑥（　　　）打ち込む打法のこと。

□(7) サービスは⑦（　　　）回ずつ交代で行い，11点を先取した側が１⑧（　　　）を獲得する。

□(8) 基本姿勢は，⑨（　　　）を引き，ラケットは⑩（　　　）の高さに持つ。膝を柔らかくして，⑪（　　　）をつま先よりにかける。

□(9) ラケットの握り方には，主に次の２種類がある。

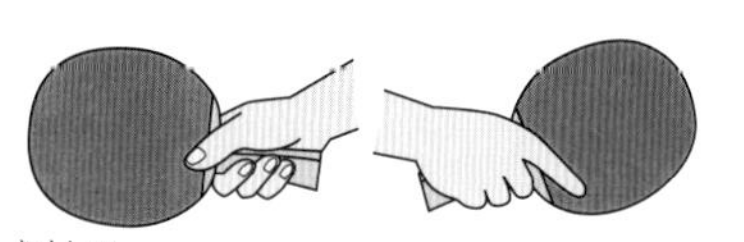

握手をするように握る

⑫（　　　）グリップ

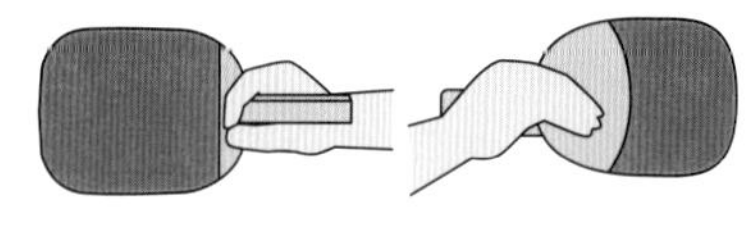

ペンを持つように握る

⑬（　　　）グリップ

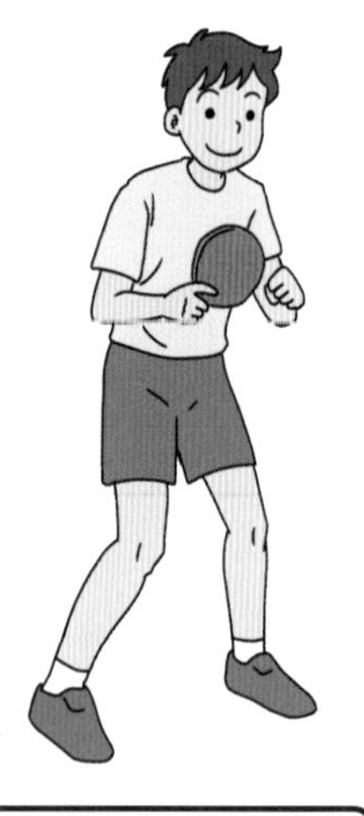

要点 卓球は，卓球台をはさんで相対するプレイヤーがシングルスやダブルスでラケットを使ってプラスチックのボールを打ち合い，互いに得点を競い合うスポーツ。

ぴたトレ 1 要点チェック

球技ネット型(ソフトテニス/バドミントン)

解答 p.14

(　)にあてはまる語句を答えよう。

1 ソフトテニスとは/基本用語

▶▶p.126 1 ,p.127 2

□(1) テニスは，11世紀の①(　　　)の修道院で行われていた遊びが起源。近代テニスは19世紀後半の②(　　　)で確立した。

□(2) ソフトテニスは，1人または2人1組のチームが，ラケットで③(　　　)製の軟らかいボールをネット越しに打ち合い，一定の得点に先に到達することを競う競技である。

□(3) スピードと④(　　　)を考えながら，ボールを打ち合って⑤(　　　)を楽しんだり，⑥(　　　)と役割分担しながら得点を競い合う楽しさがある。

□(4) リターン…ボールを相手コートに打ち返すこと。サーブ(サービス)を打ち返すことを特に⑦(　　　)という。

□(5) グラウンドストローク…⑧(　　　)したボールを打つこと。

□(6) ボレー…ボールがバウンドする⑨(　　　)に直接打つこと。

□(7) スマッシュ…高い位置のボールを⑩(　　　)ように打つこと。

□(8) ロビング(ロブ)…相手の⑪(　　　)を越えるようにボールを打つこと。

□(9) シュート…コートと⑫(　　　)な軌道(きどう)でネットすれすれの高さに飛ばしたボールのこと。

2 バドミントンとは/基本用語

▶▶p.126 1 ,p.127 3

□(1) バドミントンは，19世紀にインドで行われていた羽根突きに似た遊びが，1870年頃(ころ)に①(　　　)に伝えられて始まったといわれており，1893年に統一ルールが定められた。

□(2) バドミントンは，1人または2人1組のチームが，ラケットで②(　　　)をネット越しに③(　　　)で打ち合い，一定の得点に先に到達することを競う競技である。

□(3) 積極的に打って相手コートに④(　　　)を決めたり，相手の⑤(　　　)を誘(さそ)ったりして勝敗を競う楽しさがある。

□(4) クリアー(クリア)…シャトルを相手の頭上を越え，コートの⑥(　　　)深くまで飛ばす打ち方のこと。

□(5) ドライブ…シャトルを⑦(　　　)すれすれの高さで，水平に飛ばす打ち方のこと。

□(6) ドロップ…ネットを越すと同時に，急速に⑧(　　　)が落ち，サービスライン手前に落とす打ち方のこと。

□(7) 1ゲーム⑨(　　　)ポイント制で，3ゲーム中2ゲームを先取した側が勝ちになる。

□(8) サービス(サーブ)時に，シャトルを⑩(　　　)より高い位置で打ったり，ラインを踏(ふ)んだり，踏み越して打つと反則となる。

要点 ソフトテニスは，ネットをはさんでラケットでゴム製のボールを打ち合うスポーツ。バドミントンは，ネットをはさんでラケットでシャトルを打ち合うスポーツ。

体育実技編 球技

ぴたトレ 2 練習

ネット型の球技について／バレーボール

時間 15分　解答 p.15

1 ネット型の球技について，次の問いに答えなさい。 ▶▶p.122 1, p.123 2, p.124 1, p.125 1 2

□ ネット型球技の基本的なルールについて説明した文がある。バレーボールにあてはまるものはAを，卓球はBを，ソフトテニスはCを，バドミントンはDを(　　)の中に書きなさい。

①チームは６人で，25点先取したチームがそのセットをとる。(　　)

②ネットをはさんでプラスチック製の球を打ち合い，３ゲーム先取した側が勝ちとなる。(　　)

③４ポイントを先取した側が勝ちとなる。両方とも３ポイントを取ったときはデュースとなり，先に２ポイントを取った方が勝ちになる。(　　)

④ラケットでシャトルを打ち合い，シングルスとダブルスがある。(　　)

⑤１ゲームが10分を超(こ)えると，促進(そくしん)ルールが適用される。(　　)

⑥プレイヤーは，それぞれのポジションを時計回りに１つずつ移動(ローテーション)する。(　　)

⑦サービス(サーブ)時に腰(115cm)より高い位置で打つと，反則になり相手に１ポイントが与(あた)えられる。(　　)

⑧サービス(サーブ)を２回続けて失敗すると，相手に１ポイントが与えられる。(　　)

2 バレーボールについて，次の各問いに答えなさい。 ▶▶p.122 1

□(1) 右の図は相手コートに強いボールを打ち得点したいときの技(わざ)を示している。この技術を何というか。次の㋐～㋒から選びなさい。(　　)

㋐ジャンプシュート

㋑スパイク

㋒フローターサービス

□(2) (1)の技術を説明した文がある。(　　)にあてはまるものを下の㋐～㋗から選びなさい。

助走して大きく①(　　)を踏(ふ)む。足を蹴(け)り上げ②(　　)を十分に反(そ)らして，③(　　)を高く上げ，肩(かた)，手首の力を抜く。打つ瞬間は手のひら全体で④(　　)をきかせ，⑤(　　)に沿って腕(うで)を振(ふ)り下ろす。

㋐肘(ひじ)　㋑体側　㋒上体　㋓ステップ　㋔スナップ　㋕頭　㋖肩　㋗膝(ひざ)

ミスに注意　1 ネット型の球技それぞれの基本用語に違(ちが)いがある。混同しないよう覚えておこう。

卓球／ソフトテニス／バドミントン

時間 15分　解答 p.15

❶ 卓球について，次の各問いに答えなさい。

▶▶p.124 2

□(1) 下の図はボールを強打して得点につなげるプレイを示している。この技術を何というか。次の㋐～㋒から選びなさい。
( )

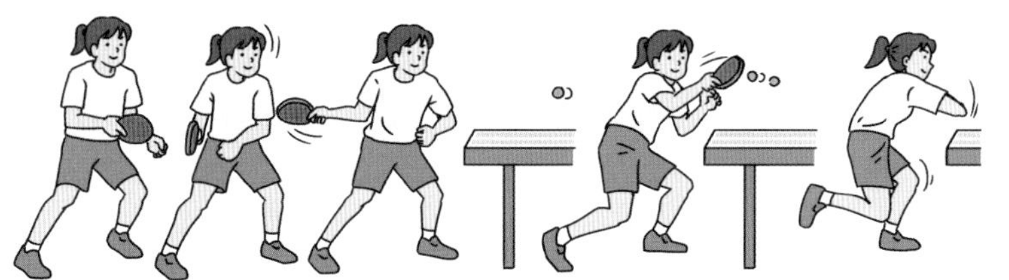

㋐スマッシュ
㋑レシーブ
㋒カット

□(2) この技術を説明した文がある。( )内の正しい語句を選び，記号で答えなさい。
①(㋐肘　㋑腰)を曲げて脇を締めてバックスイングをする。②(㋒上体　㋓首)を大きくひねって，③(㋔ラケット　㋕テーブル)面をボールにかぶせるようにして，④(㋖前足　㋗後ろ足)に全体重をかけて打ち込む。
( )

❷ ソフトテニスについて，次の問いに答えなさい。

▶▶p.125 1

□ ラケットの握り方について説明した図と文がある。( )にあてはまるものを下の㋐～㋓から選び，記号で答えなさい。

①( )グリップ
地面と②( )に置いたラケットを真上から握る。

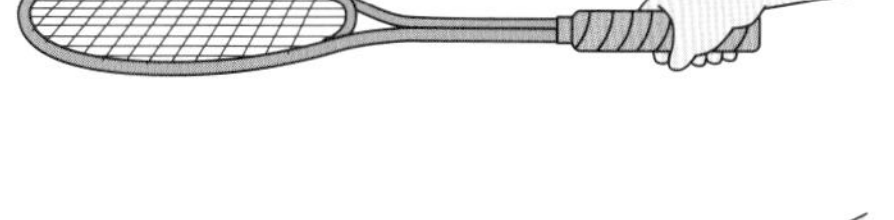

③( )グリップ
ラケット面を地面と④( )にして握る

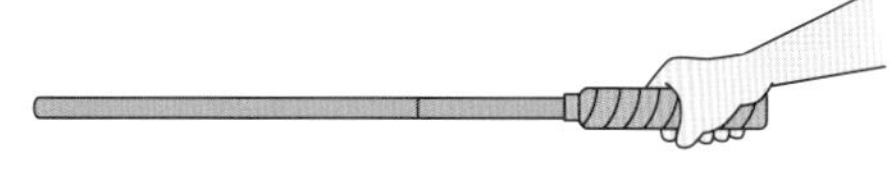

㋐垂直　㋑水平　㋒ウエスタン　㋓イースタン

❸ バドミントンについて，次の問いに答えなさい。

▶▶p.125 2

□ シャトルを打ち返すプレイについての図と説明がある。( )にあてはまるものを下の㋐～㋔から選びなさい。

右図のような高い位置に来たシャトルを打ち返す技術は①( )ストロークという。また，低い位置に来たシャトルを打ち返す技術は②( )ストロークといい，③( )の高さに来たシャトルは④( )ストロークで打ち返す。

㋐肩　㋑頭　㋒アンダーハンド　㋓サイドアーム　㋔オーバーヘッド

ミスに注意 ❷(1) ラケット面と地面が水平か垂直かで握り方が異なるので注意。

ぴたトレ 1 要点チェック

ソフトボール

時間 10分 解答 p.15

(　)にあてはまる語句を答えよう。

1 ソフトボールとは

▶▶p.130 1

□(1) 19世紀後半から①(　　　)ではインドアベースボールやキットンベースボールなどのソフトボールの前身となるゲームが行われていた。1926年にこれらのゲームが「ソフトボール」として統一された。

□(2) ソフトボールは，9人編成の2チームが先攻(せんこう)と後攻(こうこう)に分かれ，攻撃(こうげき)側は②(　　　)や走塁(そうるい)などで，守備側は投球や③(　　　)などを行い，規定の回数(イニング)内に得点を競い合う集団競技である。

□(3) ボールを④(　　　)で思い切り打ったり，⑤(　　　)をうまく捕球したり，仲間との連係プレイで得点したり，逆に攻撃者を⑥(　　　)にしたりして勝敗を争うところに楽しさがある。

□(4) グラウンドの名称

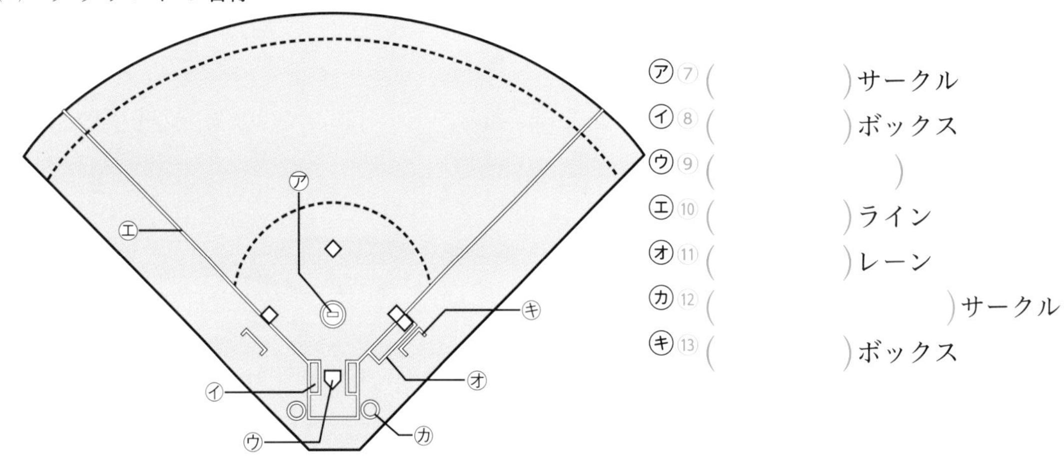

㋐⑦(　　　)サークル
㋑⑧(　　　)ボックス
㋒⑨(　　　)
㋓⑩(　　　)ライン
㋔⑪(　　　)レーン
㋕⑫(　　　)サークル
㋖⑬(　　　)ボックス

□(5) イニング…両チームで1回ずつの⑭(　　　)と守備のこと。

□(6) ピッチング…⑮(　　　)(バッター)が構えているときに，⑯(　　　)(ピッチャー)が捕手に向かってボールを投げること。

□(7) バッティング…投手が投げたボールを⑮(　　　)が打つこと。

□(8) スローイング…守備側のプレイヤーが捕球した⑰(　　　)を投げること。

□(9) スライディング…ボールを打った打者や塁上の走者が，ベースに向かって⑱(　　　)技術のこと。

要点 ソフトボールは，1チーム9人の相対する2チームが攻撃と守備に分かれて，規定の回数内で得点を競い合うスポーツ。攻撃側は打撃(だげき)や走塁，守備側は投球や捕球，タッチなどで攻防する。

ぴたトレ 1 要点チェック

ソフトボール

解答 p.15

（　）にあてはまる語句を答えよう。

1 パス，サービス

▶▶p.130 1，p.131 1

□(1) キャッチボール

体の①(　　　)で捕球する。　腰を②(　　　)させる。

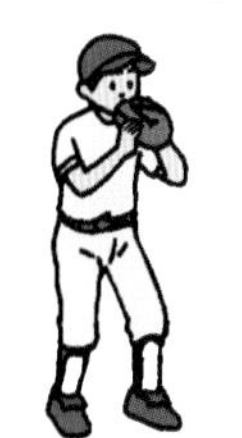
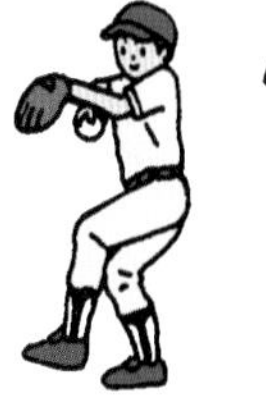
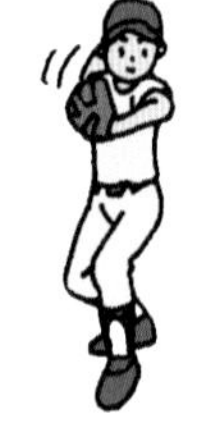
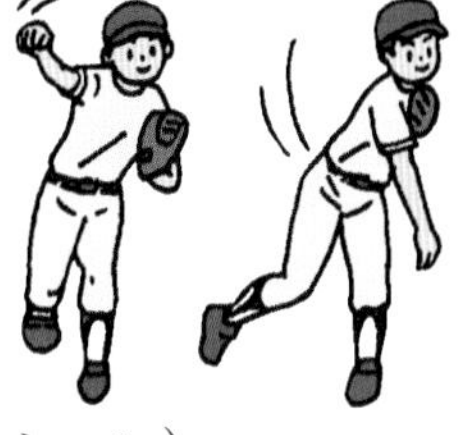

相手の③(　　　)を目がけて投げる。

手首の④(　　　)をきかせる。

□(2) ピッチング(ウインドミルモーション)

❶上半身を軽く⑤(　　　)させ，左足を踏み出すと同時に⑥(　　　)を1回転させる。

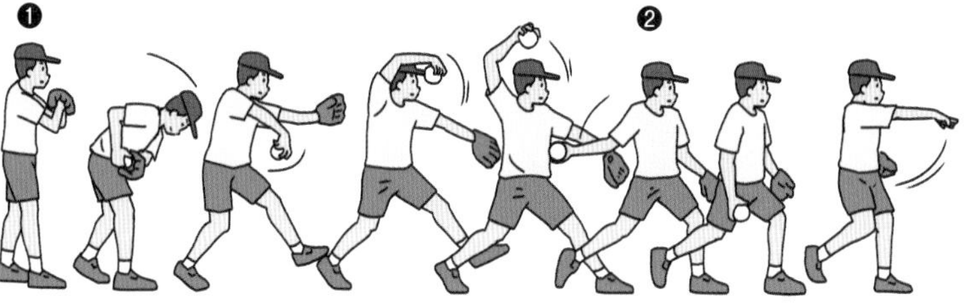

❷③(　　　)を張り，⑦(　　　)をひねりながら⑥(　　　)を振り抜き，手首の④(　　　)をきかせて投げる。

□(3) バッテング

❶❷❸肩の力を抜いて構え，右足に体重(重心)を移しつつ⑧(　　　)する。

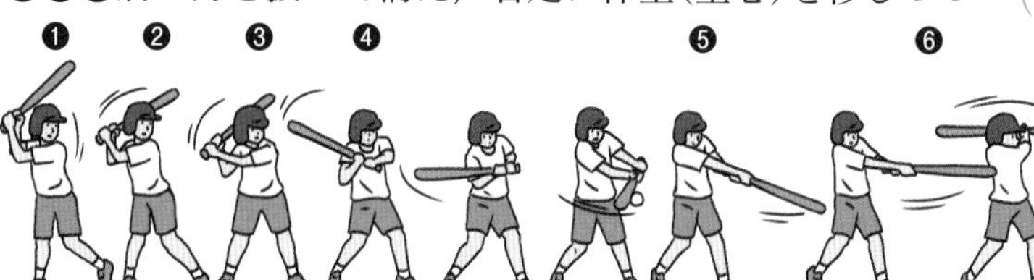

❹❺❻⑨(　　　)をしめてバットを振りつつ，⑩(　　　)に体重を移し，インパクト後は手首を返し，フォロースルーする。

2 基本ルール

▶▶p.130 1，p.131 1

□(1) 試合は，7イニングの表と①(　　　)の攻撃で行われる。

□(2) 出塁した②(　　　)が，1～3塁を回り③(　　　)に触れると1点が加えられる。

□(3) 打者は三振，④(　　　)を捕球される，打撃後1塁に達する前にボールを持った野手に触れられると⑤(　　　)になる。

要点 ソフトボールの基本技術にはキャッチボールやピッチング，バッティングがある。打者は三振やフライの捕球，ボールを持った選手に触れられるとアウトになる。

ぴたトレ 2 練習

ソフトボール

時間 15分　解答 p.15

1 ソフトボールの基本知識について，次の各問いに答えなさい。 ▶▶p.128 1，p.129 1 2

□(1) ソフトボールの守備位置とプレイヤーの名称について，それぞれにあてはまるものを下の㋐〜㋘から選びなさい。

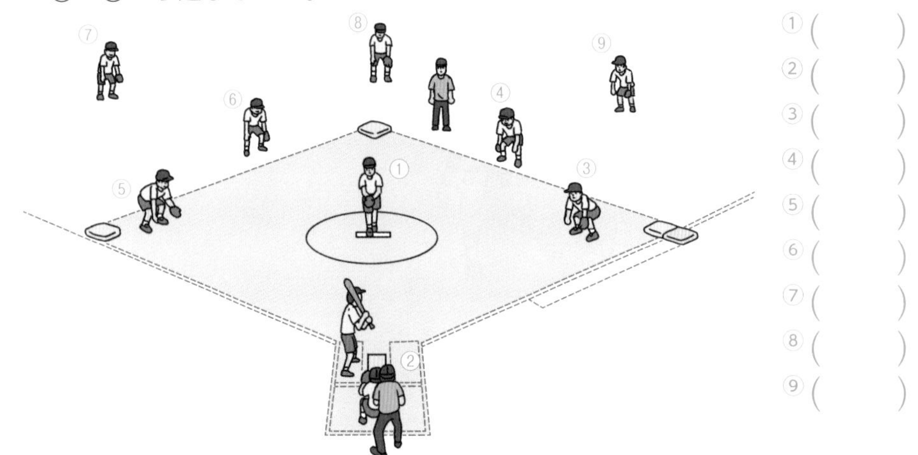

①(　　)
②(　　)
③(　　)
④(　　)
⑤(　　)
⑥(　　)
⑦(　　)
⑧(　　)
⑨(　　)

㋐1塁手(ファースト)　㋑2塁手(セカンド)　㋒3塁手(サード)　㋓投手(ピッチャー)
㋔捕手(キャッチャー)　㋕遊撃手(ショート)　㋖右翼手(ライト)　㋗中堅手(センター)
㋘左翼手(レフト)

□(2) ストライクゾーンについて説明した次の文の(　　)にあてはまるものを下の㋐〜㋓から選びなさい。

自然に構えた姿勢で上限は①(　　)，下限は②(　　)の底部の範囲。左右は③(　　)の幅とされている。④(　　)の一部がその範囲内を通過すればストライクと判定される。

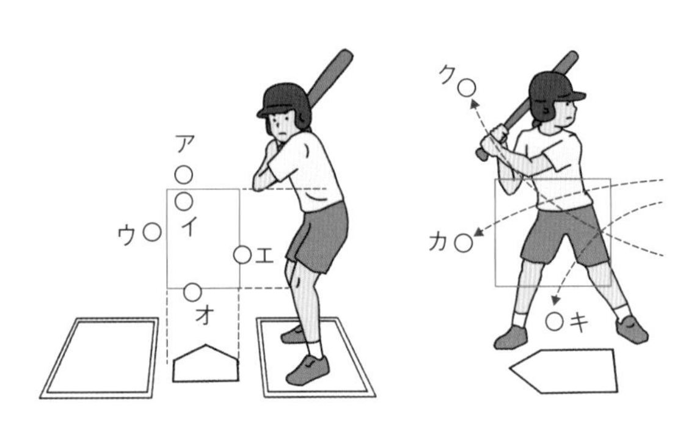

㋐ボール　㋑膝の皿　㋒ホームプレート(本塁ベース)　㋓みぞおち

□(3) 図のア〜クでストライクと判定されるものをすべて選びなさい。(　　　　)

□(4) ソフトボールのルールについて説明した次の各文で正しいものには○を，間違っているものには×を(　　)に書きなさい。

①攻撃と守備を1イニングごとに交代し，7イニング終了時の得点を競う。(　　)
②接触による事故を防ぐため，一塁はほかの塁より長いダブルベースになっている。(　　)
③空中に上がった打球をフライといい，ノーバウンドで捕球されるとアウトになる。(　　)
④ファウルライン上に落ちたフライボールはファウルになる。(　　)

ミスに注意　1 (4) ファウルラインそのものはフェアゾーンに含まれている。

ぴたトレ
2
練習

ソフトボール

時間 15分　解答 p.15

1 ソフトボールの技術について，次の各問いに答えなさい。 ▸▸p.129 1 2

□(1) 次の２つの図はピッチング技術を示している。それぞれの技術の(　　)にあてはまるものを下の㋐～㋓から選びなさい。

①(　　　)モーション…腕(うで)を後方に②(　　　　)て投げる。

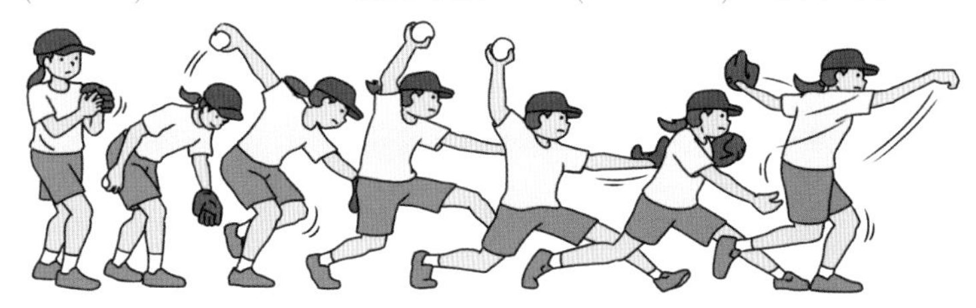

③(　　　)モーション…腕を④(　　　　)て投げる。

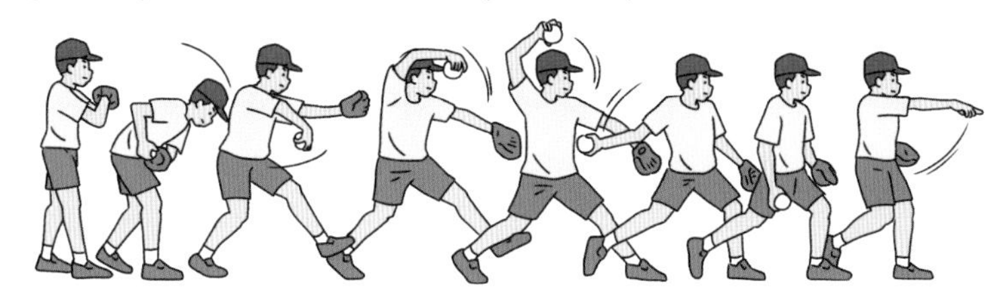

㋐スリングショット　㋑ウインドミル　㋒１回転させ　㋓振(ふ)り上げ

□(2) バッティング技術について，バットを持つ位置の説明文の(　　　)にあてはまるものを下の㋐～㋓から選びなさい。

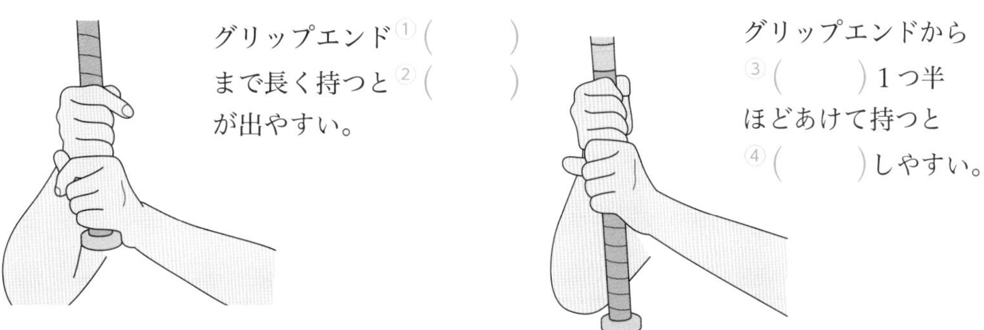

グリップエンド①(　　　)まで長く持つと②(　　　)が出やすい。

グリップエンドから③(　　　)１つ半ほどあけて持つと④(　　　)しやすい。

㋐拳(こぶし)　㋑長打　㋒近く　㋓ミート

□(3) バウンドしたボールを捕球(ほきゅう)する際，どの位置が一番取りやすいか。次の㋐～㋒から選びなさい。

(　　　)

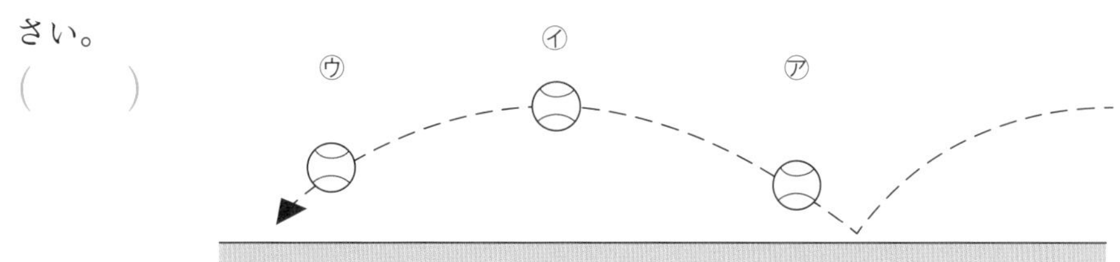

体育実技編　球技

ぴたトレ 1 要点チェック

柔道

時間 10分　解答 p.16

(　) にあてはまる語句を答えよう。

1 柔道とは

▶▶p.136 1

□(1) 柔道は，1882年に①(　　　　)が日本古来の武道だった柔術を発展させて完成させた。1964年には②(　　　　)の正式競技にもなった。

□(2) 柔道は③(　　　　)を着用し，相手と直接組み合い，④(　　　　)や固め技をかけ合って攻防する格闘形式の対人的スポーツ。

□(3) 柔道では，相手の動きに応じて相手の力をうまく利用しながら技を競う楽しさや喜びを味わうことができるほか，⑤(　　　　)や相手を⑥(　　　　)する態度を養うこともできる。

2 柔道の基本用語

▶▶p.136 1

□(1) 受け身…相手に投げられたり倒されたりしたときに，なるべく①(　　　　)を和らげ，②(　　　　)を防いで安全に倒れる方法のこと。③(　　　　)受け身，後ろ受け身などがある。

□(2) 崩し…相手のバランスを崩し，④(　　　　)な体勢に持ち込むこと。崩す方向は前後・左右・斜めなどがあり，⑤(　　　　)の崩しといわれている。

□(3) 体さばき…体の⑥(　　　　)を変えるための基本動作で，前さばき，後ろさばき，⑦(　　　　)さばきなどがある。

□(4) 乱取り…互いに自由に動いて積極的に技をかけ合う⑧(　　　　)的で実践的な練習。

3 柔道の姿勢と組み方

▶▶p.136 1

□(1) 柔道の姿勢には自然体と①(　　　　)の2種類がある。基本の姿勢となる自然体は，安定していて相手の動きに応じて②(　　　　)しやすい。

□(2) 組み方(右組み)

右手
相手の左前襟を持つ。
③(　　　　)手。

小指に力を入れ，親指は軽く握って引き合う。

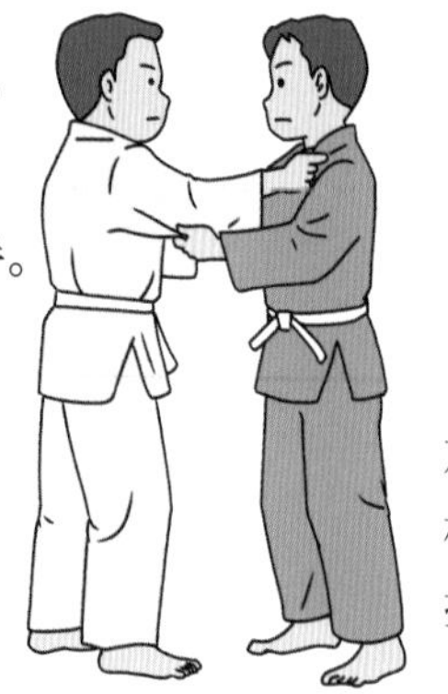

左手
相手の右中袖を持つ。
④(　　　　)手。

自然体
足幅は一足長に開き，自然に立ち，体重を両足に均等にかけた姿勢。

①(　　　　)
腰を落として重心を低くした防御の姿勢。

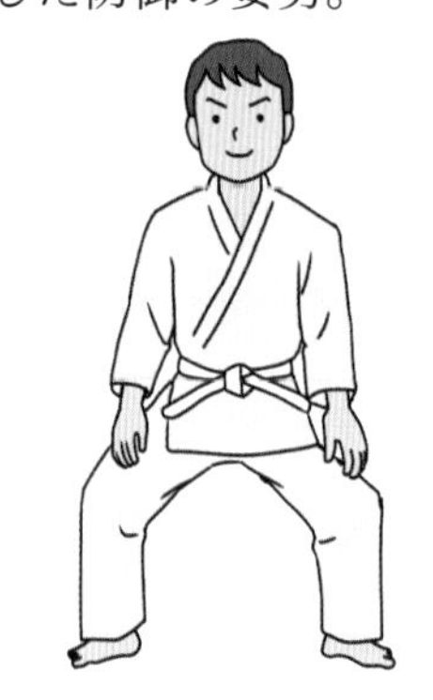

要点　柔道は柔道衣(柔道着)を着用して，相手と組み合って投げ技や固め技で攻防するスポーツ。日本の伝統的な礼法や相手を尊重する精神も養うことができる。

ぴたトレ 1 要点チェック

剣道／相撲

解答 p.16

(　)にあてはまる語句を答えよう。

1 剣道とは

▶▶p.136 1

□(1) 剣道は，室町時代後期に生まれたさまざまな剣術の流派が原型である。①(　　　)時代中期に現在使われている竹刀(しない)などの②(　　　)が考案され，これらを使った打ち込(こ)み稽古(けいこ)法が確立した。

□(2) 剣道は③(　　　)をつけて，④(　　　)を使って，面(めん)や⑤(　　　)，胴(どう)などの防具をつけた部位を打ち合い，⑥(　　　)を競い合う格闘(かくとう)的なスポーツである。

□(3) 相手の⑦(　　　)をついて④(　　　)で打ち込んだり，それを凌(しの)いだりして技(わざ)の攻防や勝敗を競う楽しさや，喜びを味わうことができる。また，⑧(　　　)や節度ある態度，安全に対する注意が特に必要とされる。

□(4) 打突(だとつ)…竹刀を使って打ったり，⑨(　　　)たりすること。

□(5) 間合い…攻防に際しての相手と自分の⑩(　　　)のことをさす。

□(6) つばぜり合い…互(たが)いに竹刀の⑪(　　　)どうしを接して，押(お)し引きしながら打突の機会をうかがう状態。

□(7) 残心(ざんしん)…打突の後にも油断せず，相手の攻撃に応じられる⑫(　　　)のこと。

2 相撲とは

▶▶p.136 1

□(1) 相撲は日本の①(　　　)ともいわれ，神事(しんじ)として古くから行われてきた。②(　　　)時代に土俵が登場したことで，現在の相撲技の原型が完成した。

□(2) 相撲は，まわしをつけた２人が③(　　　)の中で組み合い，互いに押し，寄り，突き，投げ技などを使い相手を倒(たお)したり③(　　　)の外に出したりして攻防するスポーツ。

□(3) 相撲は，直接組み合って力や技を競い，④(　　　)を身に付けたり，相手に応じた工夫(くふう)した攻(せ)め方によって勝敗を競う。

□(4) 蹲踞(そんきょ)姿勢は相撲の基本動作の１つで，⑤(　　　)を開いて上体を起こし，背筋を伸(の)ばす。

□(5) 正々堂々と武器を持たずに戦うことを示す相撲固有の礼法は⑥(　　　)と呼ばれる。

□(6) 四股(しこ)

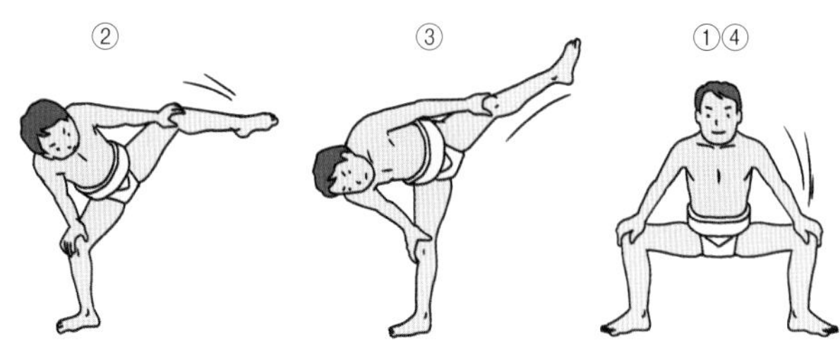

①腰(こし)を十分に割る。
②支え足の膝(ひざ)を伸(の)ばして，つま先に力を入れ重心を移動する。
③あげた足をつま先から踏(ふ)み下ろす。
④腰を十分に割る。

要点 剣道は剣道具を着用した2人が竹刀を使って面，小手(こて)，胴などの有効打突(ゆうこうだとつ)を競うスポーツ。相撲は日本の国技ともいわれ，まわしをつけた2人が土俵(どひょう)の中で組み合い攻防するスポーツ。

ぴたトレ
1
要点チェック

ダンス

時間 10分　解答 p.16

(　)にあてはまる語句を答えよう。

1 ダンスとは

▶▶p.136 2

□(1) ダンスは人類の起源とともに始まったといわれ，時代とともにさまざまな形式が生まれた。ヨーロッパ貴族文化の中で①(　　　)ダンスが生まれ，これが音楽と結びついて②(　　　)が生まれた。

□(2) 20世紀に入ると，動きで感情を自由に表現する③(　　　)が誕生し，ダンスの世界に新しいジャンルを確立した。

□(3) 創作ダンスは，さまざまな④(　　　)や思いを自由に表現して，動きに変化をつけて作品をつくり，発表(実演，披露(ひろう))したり⑤(　　　)したりして楽しむ運動。

□(4) フォークダンスは，世界の各国で自然に発生し，伝えられてきた固有のダンスで，同じ⑥(　　　)やリズムで踊(おど)って楽しむ。

□(5) 現代的なリズムのダンスは，ロックやヒップホップなどのリズムの⑦(　　　)を動きで捉(とら)えて，踊って楽しむ運動である。

2 創作ダンスの動き

▶▶p.136 2

□(1) 創作ダンスは，１つ１つの動きが①(　　　)ないように，②(　　　)に動きをつなぐことが大切である。動きを連続させるには，次のような工夫(くふう)をするとよい。

動きの変化…高低，③(　　　)，硬軟(こうなん)，伸縮(しんしゅく)など，動きに明確な差をつける。

テンポ…一連の動きの中で，④(　　　)した動き・素早(すばや)い動きを明確にする。

反復…同じ動きを繰(く)り返して⑤(　　　)する。

□(2) ２人以上で表現する場合は動きを⑥(　　　)(対称(たいしょう))にしたり，⑦(　　　)(非対称)にしたりするとよい。また，一連の動きを⑧(　　　)(同時的)や⑨(　　　)(ずらし)にすると効果的になる。

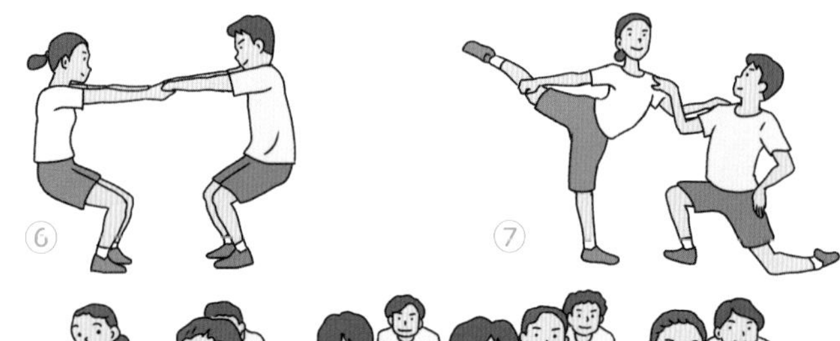

□(3) 仲間と組んで⑩(　　　)をすることで，ダイナミックな動きになる。

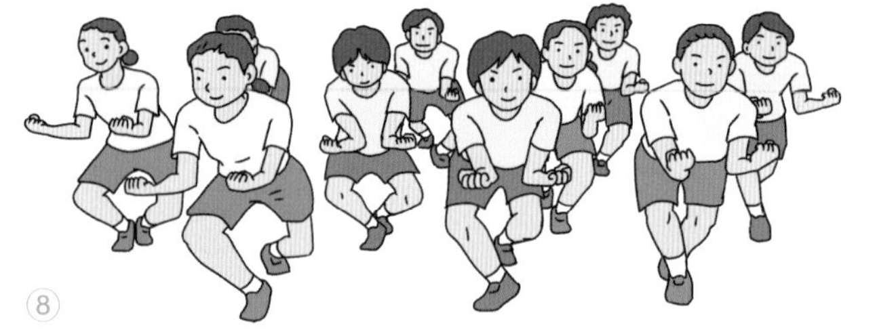

要点　ダンスはリズミカルな動きを楽しむ運動。音楽や写真，絵画などからイメージしたものを動きとして表現する工夫をしてみよう。